POR UMA VIDA MAIS SIMPLES

André Cauduro D'Angelo

POR UMA VIDA MAIS SIMPLES

Histórias, Personagens e Trajetória da
Simplicidade Voluntária no Brasil

Editora
Cultrix

Copyright © 2015 André Cauduro D'Angelo.
Copyright © 2015 Editora Pensamento-Cultrix Ltda.

Texto de acordo com as novas regras ortográficas da língua portuguesa.

1ª edição 2015.

1ª reimpressão 2016.

Todos os direitos reservados. Nenhuma parte desta obra pode ser reproduzida ou usada de qualquer forma ou por qualquer meio, eletrônico ou mecânico, inclusive fotocópias, gravações ou sistema de armazenamento em banco de dados, sem permissão por escrito, exceto nos casos de trechos curtos citados em resenhas críticas ou artigos de revistas.

A Editora Cultrix não se responsabiliza por eventuais mudanças ocorridas nos endereços convencionais ou eletrônicos citados neste livro.

EDITOR: Adilson Silva Ramachandra

EDITORA DE TEXTO: Denise de C. Rocha Delela

COORDENAÇÃO EDITORIAL: Roseli de S. Ferraz

PREPARAÇÃO DE ORIGINAIS: Alessandra Miranda de Sá

PRODUÇÃO EDITORIAL: Indiara Faria Kayo

EDITORAÇÃO ELETRÔNICA: Estúdio Sambaqui

REVISÃO: Nilza Agua

DADOS INTERNACIONAIS DE CATALOGAÇÃO NA PUBLICAÇÃO (CIP)
(CÂMARA BRASILEIRA DO LIVRO, SP, BRASIL)

D'Angelo, André Cauduro
 Por uma vida mais simples / André Cauduro D'Angelo. – São Paulo : Cultrix, 2015.

Bibliografia.
ISBN 978-85-316-1316-6

1. Consumo (Economia) 2. Estilo de vida 3. Qualidade de vida 4. Relatos 5. Simplicidade I. Título.

15-00434   CDD-390

Índices para catálogo sistemático:
1. Simplicidade : Conduta de vida : Costumes 390

Direitos reservados
EDITORA PENSAMENTO-CULTRIX LTDA.
Rua Dr. Mário Vicente, 368 — 04270-000 — São Paulo, SP
Fone: (11) 2066-9000 — Fax: (11) 2066-9008
http://www.editoracultrix.com.br
E-mail: atendimento@editoracultrix.com.br

Foi feito o depósito legal.

"*Oh, bendita simplicidade, que apreende com presteza o que a engenhosidade, exausta a serviço da vaidade, pode apreender apenas lentamente.*"

– Søren Kierkegaard

"*Para alcançar conhecimento, adicione coisas todo dia. Para alcançar sabedoria, elimine coisas todo dia.*"

– Lao-Tsé

"*Sofremos muito com o pouco que nos falta e gozamos pouco com o muito que temos.*"

– William Shakespeare

Para Camille

SUMÁRIO

Prefácio de Danuza Leão — 9

Introdução: Cheguei até aqui — 11

1. Itinerário de uma ideia — 17

2. Compre o livro e simplifique — 37

3. A justa medida — 57

4. Um tambor diferente — 67

5. Depois daquele bosque — 88

6. Não querer é poder — 103

7. Trabalha, Brasil — 129

8. Um tesouro nos céus — 162

9. Sob a sombra do velho Lutz — 182

10. A laboriosa conquista — 204

Bibliografia — 213

PREFÁCIO

Muitos anos atrás minha vida era assim: eu viajava para o exterior e comprava coisas que não existiam no Brasil. E comprava em quantidade, pois nunca sabia se e quando retornaria ao exterior. E ia acumulando.
Era colunista de jornal e recebia montes de livros e CDs. Alguns eu lia e ouvia, outros não, mas guardava todos. E ia acumulando.
O tempo passou e essas coisas foram ficando na minha vida: os objetos de cada viagem, roupas que saíam de moda, livros de arte que nem me agradavam tanto, mas que tinha dó de descartar por serem caros e bonitos.
Um dia me mudei e fui morar em um edifício antigo, que não tinha garagem. Os transtornos para alugar uma vaga nas proximidades me fizeram repensar a necessidade de ter um carro. Eu tive carro desde que me entendo por gente, mas peguei papel e caneta e comecei a calcular: seguro, gasolina, estacionamento, flanelinha... E contabilizei quanto eu gastaria se usasse táxi: era muito menos – fora as chateações. Achei quase uma loucura vender o meu carro. Mas vendi e fiquei sem, e nunca mais tive um.
Anos depois, me mudei novamente: desta vez para um apartamento menor e mais funcional. Tive de escolher o que levar; tudo, seria impossível. Eu tinha roupas muito bonitas; coisas que não existem mais, que ninguém tem. Era como se eu tivesse praticamente um pequeno museu da moda dentro de casa, com roupas inacreditáveis dos anos 60 para cá, mas que eu também não tinha mais onde usar.
Naquele momento, percebi que não fazia o menor sentido acumular coisas.

Antigamente eu era muito voraz, olhava – principalmente quando viajava – e queria comprar, queria ter... Agora é que eu vejo, com muita segurança e clareza, o quanto estava errada.

Eu parei de querer coisas. Fui diminuindo os excessos. Com isso, minha vida foi simplificando.

No início, estranhei o convite para participar da pesquisa que deu origem a este livro. Nem eu mesma sabia por que havia começado a simplificar minha vida. Mas me dispus a refletir sobre o assunto.

E acho que eu e todos os outros que deram seus depoimentos para esta obra conseguimos traduzir um pouco o que nos levou a optar por uma vida mais simples.

Danuza Leão
Rio de Janeiro, agosto de 2014.

INTRODUÇÃO
CHEGUEI ATÉ AQUI

Em meados de 2003, o escritor português José Saramago (1922-2010) divulgou carta aberta na qual, por ocasião do fuzilamento de três dissidentes cubanos, retirava seu apoio ao regime de Fidel Castro. "Cheguei até aqui. De agora em diante, Cuba seguirá seu caminho e eu fico", dizia Saramago na abertura da nota, reproduzida pela imprensa em todo o mundo. O desembarque tardio de um regime que definhava há décadas não suprimiu a força simbólica do gesto; Saramago havia finalmente se curado da cegueira ideológica que o acometera durante quase toda a vida, garantindo a si mesmo um destino mais generoso do que aquele reservado às personagens de seu romance célebre.

Assim como o escritor português, muitas pessoas em algum momento da vida retiram uma venda imaginária que lhes cobre os olhos, veem-se em um trem de rumo duvidoso e decidem descer na estação seguinte, antes que seja tarde. À diferença do intelectual, no entanto, o "cheguei até aqui" dessas pessoas não revela necessariamente um comprometimento com utopias coletivas; seu desembarque se dá por motivos que dizem respeito unicamente à própria vida e às daquelas que as circundam. Um "cheguei até aqui" menos célebre, incapaz de reverberar pelo mundo, mas nem por isso desprovido de grande significado pessoal.

Este livro narra trajetórias desse tipo. Trata de pessoas que em algum momento perceberam-se descontentes com a vida que levavam e promoveram guinadas, pequenas ou grandes, em busca de algo que as fizesse mais felizes. Em comum entre elas, o fato de mudarem em prol da simplificação, palavra que, aqui, assume várias conotações: desfazer-se de objetos pessoais, largar a cidade grande para morar num vilarejo praiano, trabalhar somente o suficiente para sobreviver, aposentar-se no auge da carreira, refugiar-se num centro religioso ou recusar-se a desfrutar das benesses que a fortuna amealhada no mundo dos negócios permitiria. Uma expressiva variedade de significados unida por uma palavra de uso corriqueiro e acompanhada sempre de nome, sobrenome, data e local, posto que as histórias reproduzidas mais adiante nasceram de depoimentos pessoais.

Trajetórias como a de Sônia, que largou a casa em um condomínio para enfiar-se em uma barraca num morro inabitado. Ou a de Paulo Roberto, que trabalha pouco mais de oito horas semanais e, no restante do tempo, faz o que bem entende. Ou ainda a de Anamaria, que, cansada da "vida de gado" em São Paulo, foi empreender no litoral do Piauí. Ou a de Andiara, Juca e Mariana, cada um de uma cidade diferente, reunidos pelo acaso em um centro budista no qual repensavam o que queriam para si. E a de Klaus, o jovem que anda descalço e pedala uma estranha bicicleta de bambu, feita por ele mesmo, em meio ao complicado trânsito de uma capital brasileira.

Este livro é também a história, ainda que breve, da ideia de simplicidade e, mais especificamente, de simplicidade voluntária, expressão concebida nas primeiras décadas do século passado para designar estilos de vida pautados por ambições materiais modestas, menos energia depositada no trabalho e, em alguns casos, maior religiosidade e preocupação ambiental. Desde que foi prescrita pelos filósofos da Antiguidade até ser concebida como uma opção de vida alternativa em sociedades afluentes, a simplicidade escreveu a própria história – e continua a preencher páginas a cada dia.

Com o auxílio de brasileiros, pode-se acrescentar. Alguns deles foram entrevistados por mim entre janeiro de 2010 e abril de 2013, em cinco diferentes estados – São Paulo, Rio de

Janeiro, Minas Gerais, Rio Grande do Sul e Piauí. Foram 27 conversas com 31 pessoas, dezenove delas selecionadas para este livro com base em critérios como riqueza de informações e representatividade das histórias contadas. Essas conversas são apresentadas a partir do Capítulo 6, divididas em quatro eixos temáticos: consumo, trabalho, religião e meio ambiente. A opção por quatro grandes tópicos adveio, em primeiro lugar, da bibliografia disponível sobre simplicidade voluntária, que os menciona recorrentemente como motivação central para buscar estilos simples de vida; e, em segundo lugar, das próprias entrevistas, que, à medida que transcorriam, deixavam clara a existência de um centro temático em torno do qual gravitavam todos os demais assuntos.

Feitos esses primeiros esclarecimentos, resta a questão: por que investigar algo aparentemente tão prosaico? Em Ciências Sociais, dá-se o nome de "naturalização" ao fenômeno pelo qual se assumem como naturais elementos que têm origem cultural. O modo de vida mais comum nas sociedades ocidentais, especialmente o das grandes cidades, constitui uma forma de naturalização: ambicionar sucesso profissional e progresso material contínuo é menos um dado biológico do que cultural. Isso não significa que aspirações como essas sejam "ilegítimas", "equivocadas" ou "falsas"; significa, tão somente, que são passíveis de interpretação e questionamento. Se diante do que parece natural costumamos reagir com um "por que não?", outros tantos arriscam-se a perguntar: "por que sim?".

Pois a simplicidade voluntária e seus protagonistas mundiais e brasileiros perguntaram exatamente isso: por que trabalhar oito, dez ou doze horas por dia? (Aliás, por que trabalhar?) Por que desejar uma casa maior, um automóvel mais novo ou uma viagem ao exterior? Por que viver na cidade grande, e não na praia ou no campo? Por que adotar a última tecnologia de comunicação? Por que andar de carro, e não de bicicleta? Por que usar sapatos? Por quê?

Questionamentos como esses, e suas variadas respostas, fazem da simplicidade voluntária um fenômeno social digno de atenção – espero que não só de minha parte, que a venho estudando há pelo menos meia década, mas também da do leitor, a partir das próximas páginas.

Este livro se inicia tratando do conceito de simplicidade voluntária desde seu nascedouro, no princípio do século XX, nos Estados Unidos, até meados da década de 1980. Em seguida, aborda as primeiras contradições de que foi vítima, ainda na América, em função de sua captura pelo mercado de consumo. Segue com um breve histórico da ideia de simplicidade, presente no pensamento ocidental desde os gregos, até deter-se na biografia do precursor da simplicidade voluntária, o escritor americano Henry David Thoreau, bem como a de alguns de seus continuadores.

A seguir, abre-se espaço para relatar as trajetórias das personagens brasileiras, sempre entremeadas por uma tentativa de contextualização de seus temas norteadores. Assim, começa-se falando de consumo, no Capítulo 6; aborda-se o trabalho, no Capítulo 7; religião, no 8; e meio ambiente, no 9. O Capítulo 10 encerra o livro oferecendo uma análise da simplicidade voluntária à moda brasileira, seus desafios e paradoxos.

...

Este livro viabilizou-se graças a uma combinação de fatores. O primeiro e mais óbvio, a disponibilidade das pessoas com as quais conversei, que não se importaram em despender algum tempo contando suas histórias e autorizaram que fossem publicadas sem omissão de nomes ou fatos. A todos, o meu muito obrigado.

O segundo, o apoio da minha família, em especial o da minha esposa, Camille, o dos meus pais, Dante e Susana, e o da minha irmã, Laura.

E, por último, o providencial empurrão da Pontifícia Universidade Católica do Rio Grande do Sul (PUC-RS), onde leciono, através da coordenação do curso de Publicidade e Propaganda, que atendeu ao meu pedido de reduzir temporariamente a carga horária para que eu pudesse colocar no papel a pesquisa à qual vinha me dedicando já há alguns anos.

CAPÍTULO 1
ITINERÁRIO DE UMA IDEIA

Em 11 de novembro de 1904, o *New York Times* noticiava, em pequena nota, um evento ocorrido dias antes no Carnegie Hall. Diante de 2 mil pessoas, o pastor francês Charles Wagner discursara sobre o tema de seu livro traduzido para o inglês três anos antes, e que se tornara um sucesso na cidade: *The Simple Life* [A Vida Simples].

Segundo o jornal, em seu pronunciamento Wagner basicamente repetira o que escrevera na obra de 110 páginas, inspirada, segundo ele próprio, em um sermão que costumava proferir quando celebrava casamentos em seu país de origem – um editor presente em uma das cerimônias havia gostado tanto do discurso que sugerira transformá-la em livro. A obra não teve grande repercussão na França, mas encontrou, nos Estados Unidos, um leitor ilustre: o presidente Theodore Roosevelt. Com os auspícios do presidente, *The Simple Life* cumpriu bem-sucedida trajetória em terras norte-americanas, a ponto de Roosevelt tê-lo mencionado espontaneamente em discurso durante uma cerimônia oficial de 1902, e de ter recebido o próprio Wagner na Casa Branca naquele mesmo 1904, durante a passagem do francês pelos Estados Unidos. "Se há um livro que eu gostaria que tivesse sido lido [...] por todo o nosso povo é *The Simple Life*", diria o presidente na ocasião[1].

---

[1] The Works of Theodore Roosevelt, Memorial Edition. Disponível em: <www.theodore-roosevelt.com/images/research/txtspeeches/110.txt>. Acesso em: 4 junho 2014.

O que havia de tão especial em *The Simple Life*? Nada, caso se ignore o contexto da época. Wagner pregava que o mundo estava "ficando muito complexo; e isso não está deixando as pessoas mais felizes – justamente o contrário!". Essa complexidade se expressava "na quantidade de nossas necessidades materiais" (Wagner, 1901, p. 3). Ainda que reconhecesse que algumas dessas necessidades eram óbvias, porque naturais, havia outras tantas que, "como parasitas, vivem às nossas custas: numerosas e imperiosas, nos absorvem completamente" (idem, 1901, p. 3). "Quanto mais o homem tem, mais ele quer" (idem, 1901, p. 4), concluía ele, para então alertar: "o prazer não está nas coisas, está em nós" (idem, 1901, p. 27).

É possível que tenha sido justamente esse tipo de advertência, à primeira vista banal, que tanto tenha chamado a atenção dos leitores norte-americanos. Em uma época em que os Estados Unidos tornavam-se a maior potência econômica e militar do mundo, a boa acolhida à pregação de Wagner não deixava de ser um testemunho de que nem todos comungavam do *ethos* que impulsionava o país – ou que, ao menos, o progresso atingido prestava-se tanto ao papel de benefício do qual usufruir quanto de fardo a carregar, dependendo do prisma sob o qual fosse examinado.

Nem Wagner nem Roosevelt eram as primeiras vozes a se elevar em prol da "vida simples", como se verá mais adiante – talvez fossem apenas as mais notórias naquele início do século XX. Refletiam, ambos, um sentimento presente na sociedade desde sempre e que encontra eco nos dias de hoje: o desconforto que acomete muitos de nós em meio à abundância material e à evolução tecnológica. Um sentimento aparentemente injustificado, ao menos de uma perspectiva objetiva, visto que o avanço científico e material jamais deixou de socializar seus benefícios, em maior ou menor escala, com maior ou menor velocidade. Mas alguma coisa não vai tão bem do ponto de vista subjetivo: a *sensação* de que à medida que certas coisas melhoram outras tantas pioram é tão permanente quanto humana, e dessa inquietude compartilhavam o pastor francês e o presidente norte-americano. Trinta e cinco anos depois de o livro de Wagner chegar aos Estados Unidos, um norte-americano repetiria, em linhas gerais, o pensamento do pastor, ao que tudo indica sem ter tomado conhecimento da obra do francês. Em artigo publicado originalmente em uma revista indiana de ensaios e posteriormente reproduzido em sua terra natal, Richard Barlett Gregg, um discípulo de Mahatma Gandhi, defendia um modo de vida que evitasse tudo aquilo que fosse "irrelevante para o propósito principal da vida" (Gregg, 1936, p. 2). E que propósito seria esse? Um que contemplasse o "intangível" e o "qualitativo", para usar suas próprias palavras, e não o "quantitativo" – as posses, o dinheiro. Seu ponto de partida não era diferente do de Wagner: os tempos eram material e cientificamente promissores, e tamanha opulência e otimismo, lamentavelmente, não seriam suficientes para satisfazer a alma humana.

À diferença do pastor francês, contudo, Gregg não restringiu a discussão às necessidades crescentes e a seu consequente impacto sobre a moralidade e o bem-estar individual e coletivo. Gregg formara-se em Direito em Harvard e atuava como advogado em uma congregação sindical de trabalhadores ferroviários, em Chicago, quando acidentalmente leu uma passagem sobre Mahatma Gandhi em uma livraria da cidade. Interessou-se pela personagem e por suas ideias, e passou a pesquisar a respeito. Demitido do sindicato, embarcou para a Índia no primeiro dia de 1925 para conhecer o mestre indiano e sua filosofia de resolução não violenta de conflitos. O norte-americano interessara-se especialmente pelo assunto desde que, em 1922, uma conturbada greve de trabalhadores ferroviários, para os quais atuava, terminara em violência e intervenção policial. E é esse viés mais "político", digamos assim, que diferencia em boa medida o ensaio de Gregg do de Wagner.

Embora recheasse seu texto com frases um tanto vagas, tal qual Wagner, Gregg era levemente mais enfático quando citava a má distribuição de riqueza, a concentração de poder e a exploração do trabalho como distorções pertinentes àqueles tempos, temas que o pastor francês nem sequer tangenciava. Seu artigo apontava problemas que não residiam somente na esfera privada, aquela do indivíduo e de sua família, fossem eles o gosto por novidades, a comparação com o vizinho ou a ambição de enriquecer; o mal-estar social que se vivia, segundo Gregg, era também obra do "sistema", de uma estrutura político-econômica que moldava a vida pública e privada. Cabia ao cidadão optar, em sua microrrealidade, por alimentar o sistema ou ajudar a reformá-lo através de decisões diárias – entre as quais se incluíam as de consumo. Mesmo que seu ensaio não fosse exatamente um panfleto, dado o tom ameno, e que a crítica política não permeasse a maior parte do texto, Gregg produzira uma reflexão a partir de preocupações semelhantes às de Wagner, mas com conclusões distintas – fruto provável da temporada na Índia, vivida em meio à luta pela independência do país, e dos próprios escritos anteriores, sobre resistência não violenta, ciência e economia. Em suas páginas, o norte-americano deixava transparecer mais curiosidade intelectual e menos disposição para o moralismo normativo do que o francês, o que não chega a ser surpreendente – basta lembrar como cada obra foi gerada. A de Wagner, com base em um sermão religioso; a de Gregg, como resultado de um período de estudo e dedicação ao pensamento.

A despeito dessas virtudes, o que perduraria mesmo do texto de Gregg seria a expressão contida no título de seu ensaio: "O valor da *simplicidade voluntária*".

...

Boas marcas duram décadas, diriam os profissionais de marketing e propaganda, e Gregg havia criado uma. A expressão *simplicidade voluntária* não foi alvo de explicação nem recebeu justificativa explícita em seu artigo; provavelmente Gregg confiava que os leitores deduziriam seu sentido a partir da leitura do texto e das próprias palavras que a formavam. Ademais, significados imprecisos nem sempre são ruins, uma vez que dão margem a interpretações diferentes, potencializando sua difusão. E o termo "simplicidade voluntária" sobreviveria ao tempo exatamente por esse motivo.

Em meados da década de 1970, Duane Elgin e Arnold Mitchell eram pesquisadores do Stanford Research Institute (SRI), na Califórnia. Fundado em 1946 vinculado à Universidade de Stanford e tornado independente em 1970, o SRI tinha como propósito desenvolver estudos em diversos campos do conhecimento. Uma de suas divisões de pesquisa, à época, era o Business Intelligence Program, que prospectava tendências socioculturais a fim de avaliar seus eventuais impactos sobre a sociedade e os negócios no futuro.

Em junho de 1976, Elgin e Mitchell publicaram um relatório a respeito de uma tendência de comportamento que batizaram de *simplicidade voluntária* – termo cuja origem não omitiam, fazendo referência ao ensaio de Gregg logo no primeiro parágrafo. O relatório repercutiu para além dos muros do SRI e ganhou uma versão revisada e ampliada um ano depois, em uma revista especializada. Nele, Elgin e Mitchell (1977) viam o nascimento de um movimento que "poderia representar uma grande transformação nos valores americanos tradicionais"[2]. Por quê? Porque a simplicidade voluntária seria baseada em um modo de vida "externamente simples e interiormente rico", no qual o objetivo seria "cumprir nosso

---

[2] Na primeira página do artigo.

maior potencial humano – psicológico e espiritual – em comunidade com os outros" (Elgin e Mitchell, 1977)[3].

O caldo de cultura da época ajudava a fazer com que a tal simplicidade voluntária parecesse, de fato, plausível e promissora. O movimento *hippie* da década de 1960 ainda estava fresco na memória e mantinha adeptos na Costa Oeste norte-americana. Em 1972, o Clube de Roma, grupo que reunia cientistas, pensadores e ativistas, havia publicado o relatório "Os Limites para o Crescimento", que apontava para o iminente esgotamento do modo de produção capitalista e de seu consequente impacto sobre o meio ambiente. Um ano depois, o choque do petróleo transtornaria o abastecimento de combustível nos Estados Unidos durante meses, expondo a dependência do país à imprevisível política internacional. E, finalmente, em 1974, Richard Nixon renunciaria à presidência dos EUA em meio a um escândalo de espionagem política que abalou a confiança dos norte-americanos em suas instituições. Eram tempos definitivamente pouco otimistas por lá; uma época de ceticismo e desconfiança em relação aos benefícios que o sistema econômico vigente poderia oferecer.

Tanto que os próprios Elgin e Mitchell destacavam, logo no início do artigo, que a imprensa norte-americana vinha mostrando, com frequência, histórias de pessoas que optavam por morar no interior do país, voltavam a fazer o próprio pão ou construíam a própria casa, recuperando uma tradição de frugalidade e austeridade que remetia aos colonos puritanos do país e a líderes espirituais como Jesus Cristo e Gandhi. Mais recentemente, destacavam os autores, seriam precurso-

---

[3] Na segunda página do artigo. Elgin e Mitchell ainda publicariam uma versão semelhante desse artigo na revista *The Futurist*, no mesmo ano; Elgin, sozinho, assinaria um ensaio a respeito do assunto na *Consciousness & Culture*, também em 1977. Mas foi o artigo da *The Co-Evolution Quarterly* que alcançou maior repercussão.

res da simplicidade voluntária os ambientalistas, os ativistas anticonsumo e os movimentos esotéricos.

Como não se tratava de algo organizado, não havia como mensurar a quantidade de adeptos da simplicidade voluntária. Mas já era possível identificar seus valores essenciais e suas diferentes formas de manifestação. Assim, Elgin e Mitchell listavam os cinco pilares daquela tendência sociocultural incipiente.

O primeiro valor era a simplicidade material. A simplicidade voluntária envolveria um modo de vida não consumista, no qual evitava-se comprar o que não fosse necessário ou o que gerasse "passividade e dependência" e exigisse sacrifícios financeiros para adquirir ou manter. Com isso se evitaria uma excessiva dependência das corporações, fossem públicas ou privadas, conferindo-se maior autossuficiência ao indivíduo e permitindo que aspectos não materiais da vida fossem realçados. Além de tudo, a simplicidade material guardava uma dimensão ecológica e solidária: menos consumo significaria menor impacto ambiental e mais disponibilidade de recursos para auxiliar os necessitados.

O segundo valor pertinente à simplicidade voluntária era a escala humana. As instituições e os ambientes públicos e privados haviam assumido grandes dimensões, com muitas pessoas e instâncias, favorecendo o anonimato e a artificialidade. Havia de se privilegiar ambientes menores, nos quais fosse possível conhecer a todos que deles fizessem parte, estimulando o contato interpessoal e, por consequência, o sentido coletivo. O economista E. F. Schumacher, autor de *Small Is Beautiful*[4], era uma espécie de patrono informal desse pilar da simplicidade; viver e trabalhar em organizações e ambientes menores seria uma forma de recuperar a sensação de pertencimento que o crescimento econômico e populacional havia solapado.

---

[4] *O Negócio é Ser Pequeno*, publicado por Zahar Editores, Rio de Janeiro, 1983.

O terceiro valor era a autodeterminação. Esta poderia ser traduzida por uma menor dependência de instituições econômicas ou políticas e "maior controle sobre o próprio destino" (Elgin e Mitchell, 1977, p. 6). Produzir o que se consumia, fossem objetos ou alimentos, em vez de comprar, seria uma forma de autodeterminação, pois reduziria a dependência em relação às empresas e ao sistema econômico, assim como de organizar-se para ações que independessem do poder público.

A preocupação ambiental era o quarto pilar. Perceber a conexão e a interdependência entre os seres humanos e o meio ambiente, compreendendo a finitude dos recursos naturais e a necessidade de preservá-los, seria a forma mais óbvia de manifestação desse valor. Havia, no entanto, uma segunda dimensão do cuidado com o meio ambiente: a preocupação com o próximo. Compaixão pelos menos afortunados e disposição para compartilhar mostrariam que a conexão com o ambiente não prescindia de uma conexão com outros seres humanos.

Por fim, o crescimento pessoal era o quinto e último valor identificado. Essa seria a finalidade principal da simplicidade voluntária: crescer emocional e espiritualmente. Simplificação da vida material, priorização de ambientes e instituições menores, autodeterminação e preocupação com o meio ambiente e com o próximo constituiriam, a rigor, formas de alcançar a autorrealização – um propósito presente em diversas filosofias e religiões e que atendia a aspectos inerentes à natureza humana.

Para além dos cinco pilares identificados, Elgin e Mitchell faziam questão de esclarecer que a simplicidade voluntária não era sinônimo de pobreza. Esta, a rigor, era involuntária – afinal, ninguém escolhe ser pobre –, enquanto a tendência identificada pelos autores encontrava eco entre os que detinham um bom nível educacional – pessoas para as quais a pobreza não era um destino cogitável. Tampouco os adotantes típicos da simplicidade voluntária eram aqueles frequentemente retratados nas matérias de jornal e televisão, que haviam abandonado a vida na cidade e se refugiado em algum lugar no meio do mato. Esses, no máximo, serviriam de inspiração para o adepto mais comum – urbano, jovem, solteiro, branco, de classe média ou alta e de boa formação educacional. Um perfil que, Elgin e Mitchell reconheciam, não advinha de nenhuma pesquisa ou levantamento do gênero, e sim da percepção dos autores quanto às características de grupos diversos afinados com o ideário da simplicidade, como ambientalistas, anticonsumistas, adeptos de terapias alternativas e outros tantos – pessoas que, a partir daquele momento, passariam a ser chamadas de *simplifiers* ("simplificadores").

...

O relatório e o artigo de Elgin e Mitchell alcançaram repercussão, mas só o primeiro dos autores continuaria tratando do assunto. Em 1981, seria publicado *Voluntary Simplicity*, livro no qual Elgin repetia e esmiuçava alguns dos conceitos expostos nas publicações originais. Nele, enfim havia uma tentativa de definir a expressão criada por Richard Gregg; *simplicidade* teria a ver com "viver com mais determinação e com um mínimo de distração necessária" (Elgin, 1993, p. 22), enquanto a palavra *voluntária* diria respeito a "viver com mais deliberação, intenção e propósito – em suma, uma vida mais consciente" (idem, p. 21-22). Consciente no sentido de prestar mais "atenção não só às ações que praticamos no mundo exterior, mas também [...] ao nosso mundo interior" (idem, p. 22). À palavra "simples", por sua vez, caberia um significado mais aberto, pois "cada um de nós sabe em que aspectos nossa vida é desnecessariamente complexa" (idem, p. 22).

Elgin fazia questão de diferenciar simplicidade de pobreza, como fizera no artigo com Mitchell, e acrescentava um elemento importante: a simplicidade não deveria provocar sofrimento. "Como a simplicidade está relacionada com o objetivo de cada pessoa, tanto quanto com seu padrão de vida, não existe um modo único, 'correto e verdadeiro', de se viver [...]" (idem, p. 27). E recorria a uma passagem do ensaio de Gregg, na qual o norte-americano lamentava-se com Gandhi sobre a dificuldade de abrir mão de seus livros – um dos poucos objetos aos quais se mantinha apegado desde que fora para a Índia. "Enquanto você obtiver conforto e ajuda interior de alguma coisa, deve mantê-la. Se abrir mão dela como forma de sacrifício ou senso de dever, você continuará a desejá-la, e essa vontade insatisfeita lhe trará problemas. Só renuncie a algo [...] quando isso não exercer mais atração sobre você", disse-lhe Gandhi (Gregg, 1936, p. 17).

A obra de Elgin contava também com algo que faltava nos textos escritos com Mitchell: pessoas. Ao final do artigo publicado em 1977, os autores haviam anexado um questionário, a ser preenchido pelos leitores e devolvido pelo correio. Combinando questões fechadas e abertas, perguntas sobre renda e escolaridade com outras que "mediam" o nível de adesão à simplicidade voluntária – "integral, parcial, simpatia ou indiferença" –, Elgin habilitara-se, agora, a dar uma "cara" para suas elucubrações. Mais de quatrocentos questionários foram respondidos e outras duzentas cartas recebidas em função do artigo. Desse material, Elgin selecionou algumas das respostas e as transcreveu no livro. A vaga ideia do que seria viver uma vida simples teria finalmente um portfólio de exemplos nos quais ancorar seus conceitos.

E o que diziam, então, os respondentes do questionário? Alguns, que compravam somente "o que será produtivamente usado" e que não tinham "nada além do necessário"; que haviam se mudado para uma casa menor e que usavam carros, roupas e outros objetos por mais tempo, até que fosse inevitável trocá-los; e que reciclavam e compravam produtos de segunda mão. Um trocara a "escravidão de quarenta horas semanais" por um emprego de tempo parcial. Quase 90% afirmavam se dedicar a atividades voltadas ao autoconhecimento, como meditação, *biofeedback*, terapia ou encontros religiosos.

A vantagem em adotar esse estilo de vida? Ora, viver com menos desejos era sujeitar-se a menos frustrações, sentir-se mais livre e menos dependente de "papéis preconcebidos", mesmo que isso significasse, em alguns momentos, sentir-se "alienado da sociedade". Elgin reconhecia que não existiam "normas fixas para definir essa abordagem de vida *(baseada na simplicidade voluntária)*" (Elgin, 1993, p. 83), mas que seu benefício essencial era a autodeterminação: as pessoas haviam aprendido "a controlar suas vidas" (idem, p. 81).

Os depoimentos pessoais eram uma diferença substantiva do Elgin de 1981 para o de 1977, mas talvez não a principal; havia entre eles uma visível mudança de tom. Se os trabalhos em parceria com Mitchell descreviam um suposto fenômeno de comportamento, tentando caracterizá-lo a partir de elementos dispersos da cena social, no livro Elgin já se revelava um militante da simplicidade voluntária, um apóstolo a defendê-la. Tanto que, embora o relatório produzido para o SRI não derivasse de nenhum componente empírico que lhe permitisse assumir valor científico, conservava a linguagem sóbria das publicações de verniz técnico – coisa que o livro desprezava, resvalando no que mais adiante se convencionaria chamar de literatura de "autoajuda". Com o livro, Elgin daria início a uma carreira de escritor e palestrante de temas relacionados ao autoconhecimento, à ecologia e a modos de vida alternativos. Virara, por que não?, uma espécie de Charles Wagner do fim do século XX. Faltava somente um Theodore Roosevelt que abraçasse as suas ideias.

...

E por pouco não houve. Um ano antes da publicação do livro, Jimmy Carter ainda presidia os Estados Unidos. O mesmo Carter que, em meio à segunda crise energética da década, com o choque do petróleo de 1979, convocou rede nacional de rádio e TV para um pronunciamento. Nele, exortava os norte-americanos a refletir sobre o momento: "Quero falar a vocês sobre algo mais sério do que energia ou inflação", ensaiava o presidente. "Vivemos uma crise moral e espiritual", continuava. Crise essa evidente "na dúvida crescente sobre o significado das nossas próprias vidas e na perda de unidade de propósito em nossa nação" – um propósito herdado dos colonizadores, baseado no trabalho duro e na união familiar e comunitária. O presidente via, naqueles anos, uma era de "adoração da autoindulgência e do consumo", mas advertia: "acumular coisas não preenche o vazio de vidas que não têm confiança em si e propósito"[5].

Com essas palavras, Carter preparava o terreno para as medidas que anunciaria naquele mesmo pronunciamento: limite às importações de combustível e apoio ao desenvolvimento de energias alternativas. Enquanto o abastecimento não se regularizasse, convocava os norte-americanos a economizar energia, pois não haveria, lamentavelmente, como "evitar o sacrifício".

Tivesse sido lançado dois anos antes, não surpreenderia se Carter recomendasse a leitura do livro de Elgin aos norte-americanos, tal qual Roosevelt fizera com o de Wagner três gerações antes. Em 1981, ano da publicação, já não poderia fazê-lo da cadeira presidencial; seu discurso pode ter soado como música para os ouvidos de Elgin e de muitos *simplifiers*, mas não para os dos eleitores, que o trocaram por Ronald Reagan dezesseis meses depois do famoso pronunciamento em cadeia de rádio e TV. Reagan trazia outro espírito para a Casa

---

[5] Discurso disponível em: <www.pbs.org/wgbh/americanexperience/features/primary-resources/carter-crisis>. Acesso em: 4 junho 2014.

Branca: nada de contrição, reflexão sobre valores ou arrependimentos – "os americanos não têm de sacrificar nada", diria ele.

A partir da segunda metade do mandato de Reagan, a economia norte-americana voltou a crescer, a inflação foi controlada e o desemprego e o preço do petróleo caíram. A desregulamentação turbinou o mercado financeiro, gerando novas fortunas em Wall Street. Os holofotes da mídia se voltaram para os *yuppies*, termo recém-criado para designar os jovens que enriqueciam na bolsa de valores. O consumo e o endividamento pessoal cresceram e a ostentação virou regra em determinados círculos sociais; entre os estratos mais qualificados da mão de obra, a quantidade de horas trabalhadas aumentou, a despeito dos quase ininterruptos ganhos de produtividade desde o pós-guerra. A ambição parecia ter sido reabilitada, despertando novamente o "espírito animal" dos capitalistas locais. Mesmo que a desigualdade e a pobreza tivessem aumentado, os tempos pareciam mais promissores aos norte-americanos, reinjetando confiança nos cidadãos – a ponto de Reagan ser reeleito sem dificuldade e ainda fazer seu sucessor.

George H. Bush, porém, não teria a mesma sorte. O *crash* da bolsa de Nova York em outubro de 1987 e o ritmo mais lento do crescimento econômico indicavam que a euforia reinante em parte do país aproximava-se do fim. Ao assumir, em janeiro de 1989, Bush fez um curioso discurso, que não deixava de prestar tributo ao democrata Jimmy Carter e ao republicano Theodore Roosevelt: "Meus amigos, nós não somos a soma de nossas posses. Elas não são a medida da nossa vida. Em nossos corações sabemos o que importa. Não podemos esperar deixar para nossos filhos um carro maior, uma conta bancária maior. Devemos deixar para eles a noção do que é ser um bom amigo, um pai amoroso, um cidadão que torna sua casa, sua vizinhança e sua cidade melhores do que quando as encontrou"[6].

---

[6] *Inaugural Adress of George Bush*. Disponível em: <http://avalon.law.yale.edu/20th_century/bush.asp>. Acesso em: 4 junho 2014.

Era a deixa que se precisava para voltar ao tema da simplicidade. Em agosto daquele ano, a *Fortune*, uma das principais revistas econômicas do país, perguntava se a ganância havia perecido. E flagrava o novo espírito do tempo:

> "[Estamos] abandonando os excessos dos anos 80. Estamos comprando mais moderadamente, economizando mais e fazendo empréstimos de maneira mais prudente. Três de cada quatro americanos com idade entre 25 e 49 anos gostaria de 'ver nosso país retornar a um estilo de vida mais simples, com menos ênfase no sucesso material', de acordo com uma pesquisa [...]" (Henkoff, 1989).

Era tempo de trabalhar menos, ficar mais com os filhos (para 62% dos norte-americanos, "ter uma família feliz" era o principal indicador de sucesso, contra apenas 10% de "ganhar muito dinheiro"), pensar mais no coletivo e menos no individual. O trabalho voluntário estava em alta, garantia a *Fortune*, e o país parecia acordar para algo um tanto óbvio: os tais *yuppies*, incensados pela imprensa e pelo cinema, eram apenas 0,3% da população norte-americana. "Muito da ganância dos anos 80", dizia um psicanalista entrevistado pela revista, "era motivado pelo medo, pela ansiedade de ficar economicamente para trás" (Henkoff, 1989).

O que mais faltava para a simplicidade voltar à tona? A ameaça de uma nova crise energética, quem sabe – e ela ocorreria com a Guerra do Golfo Pérsico, em janeiro de 1991 –, e um empurrãozinho da mídia – a capa de uma revista semanal, por exemplo, seria especialmente útil. Pois em abril daquele mesmo 1991, a *Time* estampava na capa a foto de uma bicicleta e um par de botinas, e mancheteava: "A vida simples. Rejeitando a competição insana, os americanos voltam ao básico".

...

"Repetidas vezes, os americanos têm defendido os méritos da vida simples, apenas para emaranhar-se em seu oposto" (Shi, 2008), escreveu o pesquisador David Shi em 1985. Aconteceria o mesmo desta vez?

Sim e não. *Sim*, porque havia um *boom* econômico à espreita, logo ali nos anos 1990, e depois outro e mais outro nos anos que se seguiram, e em tempos de euforia não se evoca austeridade. *Não*, porque as ideias que lastrearam todos os manifestos em prol da vida simples ganhariam, a partir dessa década, uma surpreendente legitimação científica, um insuspeito carimbo de justificação advindo dos emergentes estudos sobre a felicidade – ou "bem-estar subjetivo", para usar a expressão consagrada pela Academia.

E o que se descobriria a esse respeito? Primeiro, que o materialismo, definido como a importância que as pessoas atribuem às posses, estava negativamente correlacionado à felicidade e à capacidade de extrair prazer e diversão das experiências. A propensão a buscar sempre algum tipo de recompensa nas atividades desenvolvidas impediria que pessoas mais materialistas desfrutassem dos benefícios intrínsecos dessas atividades. Além disso, o materialismo estaria correlacionado com níveis superiores de ansiedade, depressão e problemas de comportamento.

Dinheiro tampouco se mostraria uma garantia absoluta de bem-estar subjetivo. Reiterados estudos indicariam que a felicidade aumentava com o crescimento da renda, sim, mas só até determinado ponto. Esse "ponto" variava (e muito) conforme a pesquisa – 10 mil dólares *per capita* por ano, segundo alguns estudos mais antigos; 75 mil dólares para outros, mais recentes –, mas sempre convergia para a indicação de que a capacidade de a riqueza monetária contribuir para o bem-estar não era infinita. Ganhar mais traz mais felicidade, sim, especialmente quando se salta da pobreza para a classe média, mas quando desta para a riqueza, nem tanto – milionários não se mostraram mais satisfeitos com a própria vida do que pessoas de renda intermediária.

Diversas pesquisas comparativas feitas nos Estados Unidos ilustravam bem essa condição. Uma, por exemplo, indicava que o nível de felicidade da população norte-americana não aumentara desde a década de 1950, ainda que, no período, a renda *per capita* houvesse aumentado e o preço de praticamente todos os bens e serviços, em horas trabalhadas, caído. Resultado que talvez pudesse ser explicado por vários outros estudos demonstrando que:

- no período de uma década (1987-1996), a renda anual considerada necessária para realizar todos os sonhos de uma pessoa e de sua família havia quase dobrado, passando de 50 mil dólares para 90 mil dólares;
- o percentual de pessoas que definia "muito dinheiro" como algo necessário para se ter uma boa vida passou de 38 para 55 em uma década e meia (1975-1991); e
- aumentara o percentual daqueles que acreditavam que casa de veraneio, piscina, roupas sofisticadas e um segundo carro faziam parte do cardápio essencial da tal "boa vida"[7].

Parecia evidente, então, a lógica perversa da relação dinheiro-desejo: à medida que novos itens de conforto aparecem ou são incorporados à rotina, mais abrangentes se tornam as próprias definições do que é necessário para se viver bem. Como essas definições avançam com mais rapidez que a capacidade de se pagar por elas, inevitavelmente a condição monetária do indivíduo acaba se mostrando insuficiente para sustentá-las, gerando inquietação, frustração e estresse.

A solução? Acentuar os aspectos da vida menos dependentes de dinheiro: relações pessoais, diversão, atividades profissionais. E limitar as aspirações cuja realização não advém

---

[7] Todas as pesquisas são mencionadas por Schor (1998).

exclusivamente de nosso esforço ou aptidão, caso das ligadas ao consumo.

...

Escorada nessas evidências, a vida simples poderia ser vista então como uma inversão do *trade-off* histórico ao qual os norte-americanos haviam se submetido. Se o progresso material tinha sido erigido a expensas do bem-estar subjetivo, com resultados coletivos e individuais pouco animadores, seria razoável imaginar que uma inversão dessa correlação de forças – ou, ao menos, um equilíbrio – surtisse efeitos melhores. E não porque qualquer crise econômica se impusesse naquele momento ou mais adiante, e sim porque ficara evidente que o princípio histórico sobre o qual fora construída a noção norte-americana de "boa vida" não se sustentaria em tempo algum.

Além do mais, a emergência ambiental e as disparidades sociais pairavam sobre as consciências afluentes, contribuindo para emprestar à simplificação uma dimensão moral, de compromisso coletivo. Elgin trataria disso nas edições subsequentes de seu livro, ao apontar o mundo ocidental como uma civilização que caminhava para o colapso.

As desigualdades econômicas e os atropelos da modernidade não raro eram denunciados em um contexto no qual o ideário da simplicidade remetia a figuras religiosas e pensadores históricos. Legitimava-se a vida simples recorrendo a santos e filósofos, bem como a personagens remotos da história norte-americana. Como se não bastassem as motivações individuais, calcadas no próprio bem-estar, havia agora um apelo religioso e cultural para completar o pacote.

Nada disso, porém, traduzia-se em uma postura agressiva, desafiadora. "Se alguém realmente encontra satisfação em consumir *per se*, a simplicidade não só não seria aceitável, como seria indesejável" (Doherty, 2003, p. vii), escrevia um professor em uma coletânea sobre o assunto. Tal qual Gandhi havia recomendado a Richard Gregg cinquenta anos antes, se algo o faz feliz, não abra mão disso. A simplicidade não se prestava a doutrinar ou vencer pela intimidação, e sim a disputar espaço no mundo das ideias, das propostas de vida, dos valores que regem as escolhas de cada um. Aderia quem quisesse e da forma que melhor lhe aprouvesse.

Era possível, desse modo, identificar diferentes perfis de adotantes da simplicidade. Havia os moderados – aqueles que, mesmo com condições, abriam mão de aproveitar todo o leque de escolhas que seu poder de compra oferecia, contentando-se com um carro mais simples ou roupas mais baratas, por exemplo, sem fazer, contudo, modificações mais substanciais em seu estilo de vida.

Havia os que, cansados dos sacrifícios impostos pelo trabalho, optavam por mudar de carreira ou trabalhar em tempo parcial, e adaptavam seus hábitos de consumo a uma realidade financeira mais restrita. Com isso, recuperavam parte da satisfação profissional e ganhavam mais tempo para cultivar outros interesses. Chamados por alguns de "*simplifiers* acidentais", sua motivação era essencialmente pessoal; os benefícios ambientais decorrentes de suas decisões, ou mesmo a aparente contrição social derivada da frugalidade, seriam apenas externalidades positivas de uma postura orientada para a resolução de questões íntimas, individuais.

Outros abandonavam atividades bem remuneradas e passavam a viver de economias acumuladas ao longo da vida. Levando as despesas para patamares próximos aos do estritamente essencial, conseguiam fazer o montante amealhado cobrir seus gastos por muitos e muitos anos, dispensando-se da obrigatoriedade de uma atividade remunerada. Quando a desenvolviam, recebiam salários inferiores àqueles obtidos antes da mudança. Passavam a ver muitas das ditas facilidades da vida moderna como um estorvo, servindo apenas para aumentar a própria dependência – fosse de tecnologias (telefone celular ou internet, por exemplo), pessoas (empregados domésticos, prestadores de serviços) ou instituições (empresas de todos os tipos). "Maximizar o controle sobre a própria vida", para usar a expressão de dois estudiosos do tema (Barton e Rogers, 1980, p. 28), poderia ser o lema dessas pessoas.

Um terceiro grupo, mais radical, saía das cidades rumo às zonas rurais. Em lugares nos quais as "necessidades" e as perturbações eram menores, dedicavam-se a atividades de subsistência e dispensavam parte dos aparatos tecnológicos comuns nos centros urbanos. Adotavam uma frugalidade mais severa e um estilo de vida menos nocivo ao meio ambiente, não raro formando comunidades autossuficientes com outros adeptos da mesma visão de mundo. Eram o que alguns pesquisadores chamavam de *"simplifiers éticos"*, pessoas nas quais as motivações pessoais se misturavam àquelas de cunho coletivo – notadamente o meio ambiente e a justiça social.

O que estava por trás das diferentes formas de abraçar a simplicidade eram os objetivos, os valores e as possibilidades de cada um. Aderentes mais superficiais, como os "acidentais", até gostariam de manter ou aumentar seu padrão de vida, mas, dado o sacrifício envolvido – trabalho excessivo, estresse etc. –, optavam pela redução. Fugiam de passeios no shopping, dos catálogos de compra e dos encontros com amigos mais consumistas, a fim de não despertar aspirações materiais adormecidas ou submeter suas escolhas a testes severos de convicção. Disciplinavam os desejos, para assim exercer a autonomia que o estilo de vida mais austero lhes havia concedido.

Os demais já não se viam imersos nesses dilemas. Pelo contrário. Reduzir – a quantidade de coisas que se tem e das quais se depende, a necessidade de trabalho, as preocupações – seria quase uma obra de "higiene mental", uma forma de libertar mente e espírito, na busca por maneiras de autorrealização diferentes daquelas nas quais a maior parte das pessoas costuma ser socializada. Havia, por trás, uma filosofia de vida a impulsioná-los, não raro calcada em alguma religião – ou qualquer visão de mundo mística – e nos preceitos ambientais mais profundos.

Comum a todos, havia a possibilidade de escolher. A simplificação era um fenômeno de classe média e alta, de pessoas com bom nível educacional e financeiro que, em algum momento, se dispunham a abrir mão de certos confortos da vida moderna em nome de outros tipos de satisfação, menos palpáveis e dificilmente compráveis com dinheiro, mas fortemente dependentes de tempo livre. Com essa operação, afastavam-se do estilo de vida esperado para pessoas de sua origem social, é verdade, o que lhes emprestava uma certa aura alternativa, rebelde – mas se mantinham em condições de, a qualquer momento, reingressar nos trilhos do *establishment*.

Daí a dificuldade de tratar a simplicidade voluntária como um movimento. Ainda que houvesse um rótulo comum identificando seus adeptos e seus perfis se assemelhassem; que as motivações, embora variadas, não contassem mais de meia dúzia; e que, com a internet, canais de comunicação acabassem sendo criados para colocá-los em contato uns com os outros (como veremos no próximo capítulo), não havia um núcleo, uma bandeira, um projeto comum fortemente articulado. Havia pessoas e suas famílias, para usar a frase célebre de Margaret Thatcher. E, de modo irônico, o mesmo *establishment* do qual pretendiam se distanciar era o que lhes havia permitido a iniciativa que tomavam, pois não havia simplificação entre os pobres e os incultos.

A simplicidade, quem diria, tinha um quê de paradoxal – e isso seus críticos não perdoariam jamais.

CAPÍTULO 2
COMPRE O LIVRO E SIMPLIFIQUE

O mercado financeiro costuma ser descrito como um moedor de gente. Nervoso e desgastante, é um ambiente corporativo no qual a saúde de seus protagonistas cobra cada centavo ganho com o sobe e desce das ações. A rotina de trabalho passa facilmente das oito horas diárias, e a necessidade de estar conectado às bolsas de valores espalhadas pelo mundo faz de seus profissionais típicos "24 por 7", disponíveis *full-time* para a labuta. Divididos entre a promessa de remuneração elevada e a impossibilidade de desfrutá-la com tempo e saúde suficientes, não raro alguns de seus melhores recursos humanos estabelecem uma data-limite para pular fora do dia a dia dos bancos e das agências de investimento e, finalmente, aproveitar o que amealharam. É a forma que encontram de fazer valer a pena o sacrifício.

Joe Dominguez pensava de forma semelhante na Wall Street da década de 1960, certamente bem menos frenética e financeiramente mais generosa do que a atual. Durante dez anos, atuou como analista financeiro em uma instituição nova-iorquina, até dar-se conta de que tinha o suficiente para viver sem trabalhar pelo resto da vida. À diferença de colegas que também se aposentaram cedo – no caso dele, aos 31 anos, em 1969 –, Dominguez não se beneficiou de um grande golpe de sorte capaz de rechear-lhe os bolsos numa só tacada, nem sequer fez uma série de bons negócios ao longo do tempo. Apenas economizou seu salário até poupar 100 mil dólares – quantia capaz de lhe render, se devidamente aplicada, 6 ou 7 mil dólares anuais em juros. Pouco ou quase nada aos olhos da maioria – são, afinal, somente 500 ou 600 dólares por mês –, a não ser que por trás de sua decisão houvesse um princípio diferente daquele que se costuma encontrar em casos parecidos. E havia.

Havia um plano, para ser mais exato. Durante sua carreira, Dominguez empenhou-se naquilo que definiria como "descobrir o segredo do dinheiro". Misturando conhecimentos básicos de finanças com uma reflexão a respeito da importância dos recursos monetários para uma vida satisfatória, Dominguez percebeu que não era necessário tornar-se refém de um emprego opressor ou mergulhar em dívidas para garantir um bom padrão de vida. Bastava, tão somente, combinar a revisão das próprias ambições materiais com alguma disciplina financeira para que passasse a depender menos do dinheiro para ser feliz – e atingir aquilo que ele, mais adiante, chamaria de "independência financeira". Tão logo pediu demissão do banco em que trabalhava, foi se dedicar ao trabalho voluntário – e, segundo consta, nunca mais recebeu um centavo por qualquer coisa que fizesse.

Até que Vicki Robin cruzou seu caminho. Também de Nova York, egressa de um emprego no meio artístico, Vicki andava à procura do que "a vida poderia lhe oferecer". Dona de uma "mente aberta" e uma "substancial poupança", Vicki juntou-se a Dominguez nas atividades filantrópicas e aprendeu com ele os princípios da independência financeira. Não só ela, aliás; aqueles que faziam parte do grupo de voluntariado no qual estavam envolvidos tornaram-se ouvintes das lições de Dominguez. Não tardou para que Dominguez e Robin criassem palestras gratuitas sobre o assunto e passassem a percorrer o país promovendo-as.

Das palestras surgiu uma apostila e um audiolivro independentes – e, anos mais tarde, uma ONG sediada em Seattle disposta a divulgar a visão de mundo dos dois e de seus parceiros de empreitada. Até que uma agente literária viu potencial nas ideias da dupla e a convidou para colocá-las no papel, de maneira mais formal e organizada.

Your Money or Your Life: Transforming Your Relationship with Money and Achieving Financial Independence[1] foi lançado em 1992. Nele, explicava-se o método de nove passos desenvolvido por Dominguez para a chamada independência financeira, entremeado por reflexões a respeito da importância do dinheiro, do trabalho e do consumo. O livro também trazia depoimentos favoráveis de pessoas que seguiram seus conselhos, os quais abrangiam desde o cálculo da remuneração real por hora trabalhada até a elaboração de um balanço patrimonial pessoal. A conclusão a que se chegava seguindo a técnica dos autores, invariavelmente, era a de que é possível viver de maneira mais satisfatória diminuindo os próprios padrões de consumo. Como consequência, a dedicação ao trabalho poderia ser atenuada, propiciando mais horas livres como recompensa.

Dominguez e Robin provocavam uma reflexão nem um pouco sofisticada, mas a que praticamente ninguém se submete. Tudo o que se compra tem um custo monetário passível de ser convertido em horas trabalhadas. Essas horas trabalhadas – e eis um detalhe importante – não abrangem só o tempo-escritório, como também o tempo perdido no trânsito, a hora extra que se faz em casa, o tempo despendido para se arrumar para o trabalho (cuidando da aparência, vestindo-se etc.), a espera na fila do refeitório etc. – ou seja, tudo aquilo que antecede ou decorre do trabalho em si. Quando computado esse tempo integralmente, vê-se que o salário-hora real é bem mais baixo do que aquele que consta no contracheque, e que ao comprar algo não se está apenas trocando dinheiro por uma mercadoria – está-se trocando *tempo* por uma mercadoria.

---

[1] *Dinheiro e Vida: Mude a sua Relação com o Dinheiro e Obtenha a Independência Financeira*, Editora Cultrix, 2007.

Ou, para usar a expressão de Dominguez e Robin, "energia vital". "Energia vital", diziam eles, são "as preciosas horas de vida que nos estão disponíveis" (Dominguez e Robin, 2007, p. 102). "Você 'paga' pelo dinheiro com o seu tempo" (idem, p. 103), insistiam os autores, ao deixar de utilizá-lo para outras atividades mais interessantes que o trabalho. Uma outra forma de apresentar o velho conceito de custo de oportunidade, tão caro aos economistas. Quando se percebe que o trabalho consome da vida bem mais do que as oito horas diárias *in company*, não só a remuneração real fica menor, como o custo de aquisição de qualquer mercadoria, medido em tempo, tende a aumentar significativamente. O que cada um deve se perguntar, defendiam eles, é se o que se pensa em adquirir vale a quantidade de horas correspondente de "energia vital".

A aposta implícita de Dominguez e Robin era que, na maioria dos casos, a resposta é "não". Ninguém seria tão consumista se contabilizasse em horas-sacrifício aquilo que normalmente contabiliza em dólares. A independência financeira que propunham, por isso, nada tinha a ver com "ser rico", e sim com "ter o suficiente". Algo perfeitamente alcançável, portanto.

O teor prescritivo do livro, que, com modelos de planilhas, tabelas e gráficos, ensinava a cumprir os nove passos rumo à independência financeira, combinado com seu espírito, digamos, mais subjetivo, ao usar expressões como "energia vital", tornava difícil classificá-lo. Na dúvida, *Dinheiro e Vida* foi parar na lista dos livros de negócios.

Entre os mais vendidos.

...

Nos três primeiros anos, foram mais de 400 mil exemplares comercializados, a despeito do curioso pedido de Dominguez e Robin para que os interessados não o comprassem – e sim o emprestassem de uma biblioteca ou de algum conhecido. O dinheiro arrecadado com a obra foi, em "parcela significativa"[2], revertido para a ONG fundada por ambos, a New Road Map, que promovia o ideal de uma vida menos consumista. A agenda de palestras intensificou-se, espalhando-se por todos os estados norte-americanos e canadenses, além de outros vinte países.

Não há por que duvidar das intenções de Dominguez e Robin, nem de que tenham doado a maior parte do que ganharam com o livro e jamais cobrado para falar em público. Não há por que duvidar, também, de que Dominguez sobrevivia apenas com os 6 mil dólares de juros que suas economias lhe proporcionavam todos os anos, como afirmava seu obituário (ele morreria de câncer em janeiro de 1997). Mas era estranho e até desconcertante ver o discurso em prol da vida simples alçado à condição de produto cultural, de mercadoria estilo autoajuda capaz de, veja só, enriquecer aqueles que o apregoavam – e que, a essa altura, não se limitavam só ao decano Duane Elgin e aos recém-descobertos Dominguez e Robin, mas a muitos outros.

Segundo um levantamento, entre 1995 e 1998 – após, portanto, o sucesso de *Dinheiro e Vida* –, 42 livros prescrevendo medidas para tornar a vida mais simples foram lançados nos Estados Unidos, número 50% maior do que aquele registrado nos vinte anos anteriores (Zavestoski, 2002). Na mesma época e pelos anos que se seguiriam, o mesmo assunto também foi tema de programas de TV, sites e eventos de diversos tipos. Eram promovidos tanto por *simplifiers* históricos quanto por recém-chegados, o que contribuiu para que uma certa desconfiança imperasse sobre a sinceridade de alguns de seus expoentes.

---

[2] Tradução livre de *a significant portion*, expressão utilizada em *About the New Road Map Foundation*. Disponível em: <www.financialintegrity.org>. Acesso em: 6 junho 2014.

Havia entre eles, por exemplo, Cecile Andrews, que tentou organizar um grupo de estudos da simplicidade em 1979, na universidade onde trabalhava. Apenas quatro pessoas se interessaram. Treze anos depois, ela fez nova tentativa. Cento e setenta e cinco interessados se apresentaram, e mediar círculos de simplicidade tornou-se sua profissão. Mediar e escrever, diga-se, pois os livros de Andrews ajudaram a engrossar, nos anos seguintes, as estatísticas dos títulos publicados a respeito do assunto, e ela se tornou uma das mais conhecidas porta-vozes do tema nos Estados Unidos.

Junto com Linda Pierce, que abriu mão de um bom salário para viver na simplicidade – e *da* simplicidade, por meio de seus artigos, livros e palestras. E de Wanda Urbanska, uma jornalista e escritora que apresentaria, por quatro temporadas, um programa sobre simplicidade e sustentabilidade na televisão pública norte-americana. Além de Elaine St. James, uma ex-investidora do mercado imobiliário que se cansou da rotina estafante, simplificou-a e transmitiu seus ensinamentos em quatro livros que venderam, juntos, 1,4 milhão de exemplares.

Todas elas, e outros tantos que surgiriam ao longo dos anos seguintes, tinham várias características em comum. Adotavam basicamente duas grandes posturas. Uma, normativa, no estilo manual de instruções, com dicas práticas de como viver de maneira mais simples: jogue fora aquilo de que não precisa, mude-se para perto do trabalho (ou largue o trabalho, quem sabe...), "venda o maldito barco" (Elaine St. James tinha um antes de sua epifania simplificadora), administre seu tempo e assim por diante. Outra, mais reflexiva, propunha um questionamento dos valores que norteavam as sociedades ocidentais, seus ideais de sucesso, realização e prestígio. Dentre os que adotavam essa visão, uma ala um pouco mais crítica acrescentava um viés "ideológico" às suas obras, tentando mostrar que o estilo de vida adotado não era mera escolha de cada um, e sim uma imposição do "sistema", de um jeito particularmente norte-americano de ver o mundo. Jeito este que estava imolando seus cidadãos – e o planeta, sob a forma dos danos ambientais crescentes – em nome da produtividade, do lucro e do consumo.

Afora isso, havia poucas diferenças concretas entre o que propugnavam os integrantes de cada vertente. Quem lia um artigo ou livro qualquer, lia todos.

• • •

Ao mesmo tempo que tomava conta das prateleiras, a simplicidade voluntária espraiava-se pela internet. A Web se mostraria uma catalisadora do movimento. Facilitava a difusão das ideias e colocava os adeptos em contato uns com os outros. Contribuía para conferir a noção de que o movimento era grande e estava prestes a constituir uma comunidade. Temas eram colocados para discussão em fóruns on-line, e depoimentos de quem havia adotado uma vida mais simples recheavam páginas virtuais. Seus autores, inclusive, disponibilizavam seus contatos, na intenção de ajudar os demais. Havia em quem se inspirar e com quem conversar, dividir inquietações e decisões.

E havia de quem desconfiar. Em um site, era possível ler:

Associe-se ao Simple Living America para estimular o equilíbrio e a autorrealização em um mundo complexo! Sua mensalidade de associado ajuda a sustentar os programas desenvolvidos pelo Simple Living America, a pesquisa de mensuração da simplificação, conferências, benefícios oferecidos aos nossos membros, educação e outros serviços voluntários. Associados têm 50% de desconto [no livro] *Get Satisfied: How Twenty People Like You Found the Satisfaction of Enough* (Fique Satisfeito: *Como 20 Pessoas como Você Encontraram a Satisfação no Suficiente*).

E receba grátis *post-its* com a frase "Eu simplifico", feitos de material reciclado, além de nosso informativo quadrimestral on-line.[3]

Essa oferta tão sedutora era dirigida a duas categorias de associados: os *simplifiers* e os mantenedores, que contribuiriam, respectivamente, com 25 e 100 dólares anuais, "totalmente dedutíveis do imposto de renda". Ah, sim! Mantenedores recebiam como brinde os oito DVDs da terceira temporada do programa *Simple Living*, com Wanda Urbanska.

A simplificação, teoricamente "anti*establishment*", parecia ser palatável e atrativa ao... *establishment*. Havia best-sellers, eventos, sites em profusão – todos os indicativos concretos de uma demanda consistente pelo *produto* simplificação. Bastava embalá-lo.

E quem haveria de fazê-lo, senão as grandes companhias? Como flagrou um jornalista:

> Os dois livros de [Elaine] St. James foram publicados pela Hyperion, uma subsidiária da Walt Disney Company. A empresa que seduz milhões de visitantes a gastar dinheiro em seus parques de diversão e fatura 15 bilhões de dólares ao ano com produtos licenciados de seus personagens [...] vende com o mesmo entusiasmo livros como o de St. James, nos quais ela incentiva o leitor a gastar menos em filmes e outros produtos (presumivelmente parques de diversão), dizendo que "as pessoas estão cansadas de serem comandadas pelo mercado de entretenimento" (Vanderbilt, 1996, p. 20).

E ele voltava no tempo:

> "assim como a safra atual de livros [sobre simplicidade], [Charles] Wagner repreendia seus leitores por confiar nas coisas materiais e deixar de lado a tradição (chamada agora de 'espiritualidade' ou 'simplicidade interior')" (Vanderbilt, 1996, p. 22).

---

[3] Disponível em: <www.seedsofsimplicity.org>. Acesso em: 2007.

O fato de os apóstolos da simplicidade propagarem suas ideias através das mesmas forças capitalistas que diziam abominar era um flanco aberto, assim como o fato de diversos deles terem feito da pregação seu ganha-pão. "Amy Dacyczyn [...], autora da Tightwad Gazette [newsletter sobre frugalidade], ganhou mais de 1 milhão de dólares ensinando as pessoas a esticar seu orçamento", queixava-se um professor universitário (McCormick, 1997, p. 47). A quantia fora amealhada através da própria newsletter, de três livros e de palestras pelo país, tudo devidamente "abençoado pelas duas fortalezas da consciência nacional: The New York Times e Oprah [Winfrey, apresentadora do programa de entrevistas mais popular do país]" (Vanderbilt, 1996, p. 20), completava um jornalista. A conclusão era inescapável e vinha, veja só, de uma publicitária: "'cair fora' [um dos sinônimos utilizados para simplificação] já foi uma tendência de nicho, mas agora está sendo assimilada pelo mainstream" (Stark, 1997, p. 19).

E nada mais mainstream do que a Time Warner, uma das maiores companhias de mídia dos Estados Unidos, que no início do ano 2000 lançou a revista feminina Real Simple. Com circulação inicial esperada de 400 mil exemplares, a maior da história dos lançamentos da empresa, Real Simple tinha como slogan "Faça menos. Tenha mais". Um par de frases curtas bastante representativo da sua intenção de encorajar suas leitoras não a consumir menos, mas a consumir "mais seletivamente". A primeira edição, com 110 páginas de publicidade, continha anúncios de Chanel, Cadillac, Ralph Lauren, Gap e dos diamantes DeBeers.

Real Simple defendia-se: "simplicidade significa tantas coisas [diferentes] para as pessoas", dizia sua editora chefe. "Não estamos pregando uma vida monástica. Estamos falando de uma vida editada". E a bola quicava, pedindo para ser chutada pelos críticos: o que a revista propunha, contra-atacava um sociólogo, era uma "forma cara de despojar-se dos detalhes, uma simplicidade do modo como fora proposta pela Bauhaus – em outras palavras, um estilo arbitrário" (La Ferla, 2001).

Ok, que se deixasse a revista de lado, um calhamaço de contradições insolúveis... mas como explicar que, menos de um ano antes do lançamento de *Real Simple*, a conferência "Somos controlados pelas nossas coisas?" havia reunido trezentos participantes em Nova York, a 150 dólares o ingresso? Ou que Elaine St. James dirigisse um BMW (comprado usado, fazia questão de dizer), ou que Cecile Andrews não se furtasse a admitir que frequentava restaurantes e praticava *mountain bike*, um esporte considerado dispendioso? Alguns analistas, antes mesmo de toda a repercussão causada por *Real Life* e dos produtos *simplify* da era da internet, já faziam troça dos seguidores de seus princípios:

> O que estamos assistindo é o crescimento de uma importante classe da sociedade americana: o liberal burguês, formada por pessoas de meia-idade que acumularam renda suficiente para rejeitar os valores mercenários do capitalismo desregulamentado. No lugar, eles se retiram para propriedades rurais de alto padrão, em um esforço para simplificar suas vidas, dar atenção às suas necessidades espirituais e passar mais tempo com a família. [...] A mudança não é apenas geográfica, mas de um plano moral inferior para outro, superior, e exige investimentos grandes em roupas, móveis, utensílios para o lar e outros produtos. Assim, o caminho para a simplificação envolve um gasto frenético, pois os burgueses liberais devem se purificar do refinamento de sua existência anterior e substituí-la por todos os acessórios da simplificação [...]. Seu espiritualismo é aquisitivo, pois eles usam as compras como forma de fortalecer suas sensibilidades" (Brooks, 2003, p. 176).

Arrematava o articulista:

> Os liberais burgueses estão tentando se posicionar acima não daqueles que são economicamente inferiores, mas daqueles que são igualmente ricos, mas moralmente e es-

teticamente inferiores. Quando você chega ao ápice da estratosfera do status, alcança uma posição na qual a única maneira de ir mais alto é descer. Isso se chama 'inversão de status' (Brooks, 2003, p. 177).

Parecia então se cumprir a profecia de que toda a contracultura, mais cedo ou mais tarde, acaba absorvida pelo *establishment*, não houvesse um porém: a simplicidade, diziam analistas, nunca havia sido uma contracultura de fato. Fosse uma, propugnaria que seus seguidores abrissem mão do trabalho e do consumo, projetando-se para fora do espaço social dominante. Não era o caso; a simplicidade, ao menos em suas vertentes menos radicais, defendia combinar "níveis razoáveis" de trabalho e consumo, de modo que restasse tempo livre para que outros objetivos de vida, menos centrados na relação produzir-comprar, pudessem ser perseguidos. Não se estava cortando os laços com o "mundo real"; estava-se, tão somente, acomodando interesses e possibilidades em nome do bem-estar pessoal. Tratava-se no fundo de um "estilo de vida", palavra típica do vocabulário marqueteiro, e não de uma "contracultura", mais afeita ao dicionário da sociologia.

O resultado?

> (S)e as pessoas escolhem um trabalho ou carreira que não maximiza seus rendimentos e é voluntariamente mais simples, não têm meios de sinalizar que escolheram esse caminho, em vez de terem sido forçadas a isso, por fracassar dentro da sociedade capitalista. Não existe um *botton* que diga "eu poderia ter, mas preferi não". A simplicidade voluntária responde a essa necessidade de reconhecimento de status [...] ao escolher produtos de baixo preço, porém visíveis, que permitem a alguém sinalizar que escolheu um estilo de vida menos afluente, e não que foi forçado a isso (Etzioni, 1998, p. 633).

Numa época em que o mercado de trabalho mostrava-se especialmente hostil aos profissionais de meia-idade, a simplificação talvez representasse, para muitos, uma forma honrosa de desistir do sonho norte-americano. Não seria uma simplicidade "sincera", calcada em princípios de vida profundos, e sim apenas uma adaptação a tempos pouco propícios para se investir energia em "trabalhar para comprar", como quase todos os *baby-boomers* haviam sido acostumados. Talvez nem fosse o caso de chamá-la de "simplicidade voluntária", e sim de "simplificação materialista", diziam alguns observadores (Stark, 1997), resgatando uma crítica que vinha desde os primeiros escritos a respeito do assunto: a de que "os americanos são frugais e consumistas ao mesmo tempo", e que o dinheiro, no fim das contas, só "é economizado para gastar" (Phillips, 1977, apud Barton e Rogers, 1980, p. 29).

...

Quem tinha razão? "Todos", seria a resposta inevitável. Sob o rótulo da simplificação estavam albergados personagens tão diferentes que seria injusto generalizar qualquer crítica levando-se em conta apenas uma das suas facetas: a do oportunismo comercial. Havia quem ganhasse dinheiro com isso, sim, e provavelmente praticasse coisas bem diferentes daquelas que pregasse. Havia os moderados, que defendiam fazer uma escolha cuja origem talvez nem precisasse repousar em motivos mais profundos do que a própria noção de bem-estar e satisfação. E por certo havia os que viviam conforme o que escreviam e falavam, como Vicki Robin, que dividia uma casa com outras três pessoas e dirigia um carro com treze anos de uso, uma enormidade para os padrões norte-americanos. Ou mesmo a militante que lamentava o lado *business* da simplicidade, afirmando haver "algo de perigosamente contraditório quando a vida simples se torna tema de revistas em papel lustroso" (Mills, 2002, p. 190).

O motivo? "Neste país, a solução mais comum para obter o que você quer é comprar algo. Com isso, parece razoável que, se o que você quer é simplicidade, a resposta é 'encontre algo para comprar'", afirmava um pesquisador de mercado (La Ferla, 2001). Quem sabe fosse mesmo uma questão de gosto, de mera preferência sobre onde alocar o próprio dinheiro? – desde que, claro, houvesse dinheiro: "Eu nunca persegui o menos; o menos me perseguiu", disparava, numa autoironia amarga, uma leitora do *New York Times* a respeito de uma matéria intitulada "A busca por menos", veiculada dias antes. "Sustentar dois adultos e um cachorro com o salário de professor em Nova York significa um colchão de molas, cadeiras dobráveis de metal e não ter micro-ondas" (Kiss, 2000).

Não bastassem essas vozes dissonantes, havia antecedentes pouco promissores sobre aqueles que idealizavam a simplificação. Dez anos depois de sua histórica matéria de capa sobre o *back to basics*, de abril de 1991, a *Time* voltava a procurar as personagens retratadas na reportagem. Nem todas se mantinham apegadas às decisões de simplificação que haviam estabelecido para si mesmas uma década antes. Embora um sociólogo entrevistado dissesse persistir o "desejo emocional pela simplicidade", a globalização e a internet haviam tornado mais difícil atingi-lo (Winters, 2001).

Antes disso, a pesquisadora Juliet Schor já flagrara um caso de quase arrependimento entre uma de suas entrevistadas que optara pela simplificação. Ganhando como autônoma pouco mais de um terço daquilo que recebia no emprego que abandonara, Susan Andrews, a personagem retratada por Schor, era uma amostra de "quão difícil pode ser manter uma vida de classe média com apenas uma fonte de renda, em uma cidade cara como Boston" (Schor, 1998, p. 131). Da mesma forma que o emprego anterior não lhe permitia uma vida equilibrada e satisfatória, devido ao volume de trabalho e ao estresse (era enfermeira em um grande hospital), a nova situação tampouco tornara sua vida menos desconfortável. "É inaceitável", disse ela a Schor. "Tenho de ficar pensando se posso almoçar fora a cada duas semanas, e me refiro a almoços baratos" (idem, p. 132).

Andrews não conseguia fazer frente a despesas consideradas básicas para a classe média norte-americana, ao menos na visão dela própria. Oriunda de uma família de classe média alta, tinha de se conformar com viagens de apenas um dia, um guarda-roupa desatualizado e a impossibilidade de presentear amigos e parentes em datas comemorativas. Fora a sensação de ter de prestar contas aos demais: "o que você faz quando os seus conhecidos e toda a sociedade dizem 'você vive com 18 mil dólares por ano?!'?" (idem, p. 133).

Todos os benefícios que a simplificação poderia ter oferecido acabaram perdidos. "Seu equilíbrio emocional, a noção de eu e a crença na própria capacidade de ter uma boa vida foram postos em risco pela experiência [de simplificação]", concluía Schor. "Significado, desafio e níveis aceitáveis de estresse eram essenciais em um trabalho [para Andrews]. Tanto quanto um salário de pelo menos 30 mil dólares anuais" (idem, p. 133).

Não haveria forma mais perfeita de recalcar o próprio desejo de mudar de vida do que tomar conhecimento sobre casos como o de Andrews. E nem de criticar o suposto vazio de ideias por trás das proposições de simplificação – uma crítica, aliás, que nem poderia ficar circunscrita à simplicidade, devendo abranger todos aqueles que vociferavam contra a chamada sociedade de consumo. Um acadêmico lembrava: "(D)escontentamento individual e sua manifestação em movimentos de contracultura são parte necessária de uma sociedade de consumo. Expressões de descontentamento material, longe de serem indicativos de declínio, são uma forma de a sociedade de consumo equilibrar demandas conflitantes e ceder a comportamentos diferentes" (Twitchell, 1999, p. 3).

O "sistema", portanto, não estava sob ataque. Pelo contrário: estava exibindo toda a sua vitalidade.

...

Quando flagraram o nascimento da simplicidade voluntária, Duane Elgin e Arnold Mitchell anteviam um desenvolvimento pouco estável para o movimento, a ser marcado por uma série de "saltos, declínios e platôs" que refletiriam "uma variedade de eventos específicos". "É possível também", continuavam, "que a simplicidade voluntária evolua sob a forma de incontáveis decisões, pequenas e não noticiadas, tomadas de maneira tão discreta que ninguém será capaz de notar seu efeito total, até que, repentinamente, torne-se claro que uma grande transformação de valores tenha ocorrido" (Elgin e Mitchell, 1977, p. 22).

Talvez se tratasse de uma maneira disfarçada de fugir de prognósticos mais precisos sobre a tendência que prospectavam, uma vez que estabeleciam como linha de chegada uma pouco palpável "mudança de valores". Que fosse; o francês Serge Latouche certamente se daria por satisfeito se tal expectativa fosse cumprida, principalmente se a dita transformação atingisse a economia, sua área de atuação.

Latouche é um economista que não acredita nos princípios clássicos da sua disciplina. Em linhas gerais, argumenta que toda a teoria econômica é baseada na lógica de que mais é melhor: mais crescimento econômico, mais progresso científico, mais desenvolvimento – eis o destino da humanidade sob o capitalismo. "Crescimento", "progresso" e "desenvolvimento" são palavras que carregam consigo uma conotação positiva aparentemente óbvia, mas que merece ser questionada. Por que crescer é melhor? Por que se deve progredir? O que significa, de fato, desenvolver-se?, questiona Latouche.

Ora, argumenta ele, todos esses conceitos são construções culturais e ideológicas que tomamos como naturais, o que nos impede de examiná-las de maneira mais crítica. Nossa sociedade nutre uma verdadeira fé nesses pressupostos que faz enxergar tão somente os pretensos benefícios que eles nos trazem, ignorando seus inúmeros malefícios. O que tratamos por "crescimento", por exemplo, é a força motriz da destruição dos recursos naturais. O que entendemos por "progresso" representa a invasão da vida privada pelos princípios do mundo econômico e da mercantilização. E o que definimos como "desenvolvimento" é a falsa igualdade sugerida para conceitos diferentes: bem-estar confundido com "bem-ter", como se facilitar o acesso a bens de consumo encerrasse qualquer dúvida de que caminhamos para uma vida melhor.

A solução proposta por Latouche seria subverter completamente todas as premissas da sociedade capitalista em prol do decrescimento (*décroissance*, em francês), nome que deu ao movimento que propõe "abolir a fé na economia, renunciar ao culto do dinheiro, ao ritual do consumo" (Latouche, 2012, p. 10). Sua proposição começa por desmistificar o PIB (Produto Interno Bruto) como síntese-mor da evolução das sociedades, por igualar falsamente "a melhoria da situação das pessoas" com "a elevação estatística da produção material" (Latouche, 2006, p. 8).

Como se daria isso? Um bom primeiro passo seria cada um reavaliar os próprios valores, fazendo o "altruísmo passar à frente do egoísmo, a cooperação, à frente da competição desenfreada, o [...] lazer [...] à frente da obsessão pelo trabalho, a importância da vida social à frente do consumo ilimitado [...]" (idem, p. 10). Soa familiar? Latouche continua: "Certamente a escolha de uma ética pessoal diferente, como a simplicidade voluntária, [...] não deve ser negligenciada. Deve até mesmo ser estimulada na medida em que contribui para minar as bases imaginárias do sistema [...]" (idem, p. 10).

O "sistema", na visão de Latouche, não podia ser visto como um acampamento no qual modos de vida ditos "alternativos", como a simplicidade voluntária, devessem procurar um canto para acomodar sua barraca, sem ao menos cogitar romper com seu *modus operandi*. Não, o "sistema" era justamente o que estava em questão; era o que se deveria combater e tentar substituir. "[N]ão se trata de [...] entrar em subdesenvolvimento ou em des-desenvolvimento, mas simplesmente sair do desenvolvimento" (idem, p. 14), diz. Trata-se de implodir o camping.

• • •

Muito por conta de Latouche e de outros acadêmicos e ativistas, a simplicidade voluntária recebeu, na França, uma feição diferente. Não a das resoluções pessoais, através das quais sentir-se melhor é o propósito último, mas a das soluções pessoais como caminho para uma solução coletiva. A simplificação francesa carrega, em seu DNA, um teor político, uma fagulha de combatividade através da qual propõe que o indivíduo mude a si mesmo a fim de transformar o mundo em que vive. O próprio rótulo, "decrescimento", já indica que ela não é exatamente uma embaixada francesa da simplicidade voluntária norte-americana, e sim propugnadora de outro conceito – embora ambos, simplicidade e decrescimento, possam e devam conversar.

O lastro político da simplicidade nos Estados Unidos sempre existiu, mas nunca foi majoritário. Na França, a equação inverteu-se: secundário é o viés individualista, que almeja soluções pessoais para problemas pessoais. Quando se examina a oferta de produtos culturais ligados ao tema, aqueles com a palavra *décroissance* (decrescimento) suplantam com facilidade os identificados pela palavra *simplicité* (simplicidade). Mesmo assim, ainda que nessa última categoria encontrem-se produtos mais americanizados, como livros nos quais se exortam os leitores a jogar coisas fora, dedicar-se ao ócio e deixar "de se escravizar" pelo dinheiro, também se abrigam outros, de teor mais combativo, que propõem que "[...] é ao realizar ações concretas para libertar-nos do sistema que conseguiremos mudá-lo, contanto que essas ações não permaneçam individuais" (Mongeau, 1998, p. 17). Ou seja, o que predomina nas prateleiras e no mundo virtual franceses são ensaios na linha de Latouche e outros menos conhecidos, com forte pegada contestatória.

Ao contrário de sua contraparte norte-americana, sempre às voltas com acusações de que se trata de uma rebeldia de butique, o calcanhar de aquiles da *décroissance* não é sua firmeza de princípios nem sua disposição para a luta, e sim sua proposta de alternativa ao *status quo*. Como seria uma sociedade baseada no decrescimento? De que forma ela funcionaria?

Um outro Serge, o Mongeau, defende a copropriedade, o cooperativismo, a autoprodução e o comunalismo. Latouche, por sua vez, nunca foi muito taxativo a esse respeito, mas em um de seus escritos dá algumas pistas, ao se valer da declaração de outro pensador:

> Não acho que a boa vida requer que tenhamos instalações suntuosas, dez piscinas e cinquenta televisores. Alguns liberais poderiam objetar: "Muito bem, mas se há os que querem dez piscinas, eles deveriam poder obtê-las. Vocês não deveriam tentar impedi-los. Eles são livres". Respondo que as necessidades aceitáveis deveriam ser determinadas pela comunidade inteira – a municipalidade. Uma assembleia pode dizer nesse caso: "Dois pares de sapatos são suficientes. Não há necessidade de dez". Eles podem dizer que um determinado limite é suficiente, que não há necessidade da lua.[4]

Sendo concessivo, talvez não se devessem julgar ideias por sua aplicabilidade prática, e sim por sua capacidade de provocar reflexão e engajamento. Os objetivos de Latouche e demais defensores do decrescimento já teriam sido atingidos se o imaginário começasse a ser libertado, para usar uma expressão sua. O que mais corroeria as engrenagens capitalistas do que uma sociedade deliberadamente anticonsumista? Enfrentar o sistema pode significar modificá-lo por dentro, afinal.

---

[4] Palavras de Murray Bookchin, reproduzidas por Latouche (2010a, p. 86).

Mas há um outro obstáculo. Se o "como fazer" do decrescimento é compreensivelmente vago, seus potenciais benefícios, quando apontados, também não são lá muito mais precisos ou – eis o problema – sedutores; flutuam entre o etéreo ("alegria de viver", "qualidade de vida") e o prosaico (redução da jornada de trabalho, "ar mais puro", "água potável", "menos estresse", "mais lazer", "relações sociais mais ricas") [IHU Online, 2009]. Parecem passíveis de concretização mediante um reformismo moderado, e não de uma transformação radical – o que talvez explique a dificuldade de o decrescimento deixar de ser "um movimento totalmente minoritário e marginal", como definiria um de seus apoiadores, o filósofo Jacques Grinevald (IHU Online, 2007).

Os argumentos dos partidários do decrescimento, de que a economia apartou-se da sociedade e de que muitas das noções de avanço e progresso entendidas como "naturais" são, na verdade, construções culturais, podendo (e devendo) passar por um escrutínio ideológico[5], são pertinentes e respeitáveis; muitos dos debates travados pós-crise econômica de 2008 acabariam lhe fazendo justiça nesse sentido, aliás. Contudo, como os próprios propositores da *décroissance* recusam-se, não sem razão, a igualá-la ao "crescimento verde" – infrutífero, uma vez que o mercado continuaria a colonizar corações e mentes –, parece difícil não encaixá-la, hoje, no espaço das utopias coletivas, aquelas que se mostraram tão pouco realistas no século passado.

No mais das contas, trata-se de uma ideia francesa; impossível não ficar com a sensação de que, para além da intenção, é difícil avançar – até porque é hora de pagar a conta, pois o café já vai fechar.

• • •

---

[5] A facilidade com que a ideia de crescimento ganha ares de ambição inevitável advém, lembra Latouche, da própria Natureza. "Antes de tudo, o crescimento designa um fenômeno natural: as transformações dos animais – e dos seres humanos – em tamanho, volume ou peso, como a brotação das plantas e das árvores", afirma Latouche (2012, p. 6).

Vários dos princípios da simplificação à francesa – sem os devidos créditos, diga-se – emergiriam como panaceia da profunda crise econômica que atingiu as maiores economias do mundo no segundo semestre de 2008, e em especial a dos Estados Unidos. Dessa vez sob o rótulo de frugalidade, gastaram-se tinta e saliva para exaltar as supostas virtudes da recessão: menos consumo (e por consequência menos desperdício), menos impacto ambiental e mais tempo para "as coisas que de fato importam na vida", como os amigos e a família. A capa da *Time* estava lá, como mandava a tradição informal de, a cada década, estampar em espaço nobre uma espécie de contrição coletiva. "A capa", não; "as capas" – foram duas em menos de um mês, o que dá a entender que o assunto tinha apelo comercial. A primeira falava sobre "o fim do excesso", e de "por que esta crise é boa para a América". A segunda dizia que a recessão mudaria "o que valorizamos e o que esperamos – mesmo depois da recuperação econômica"[6].

Estavam lá também os estudos das consultorias, mostrando "como a recessão mudou o comportamento do consumidor americano", e de que forma as empresas poderiam se adaptar a essas mudanças. E, claro, os livros que ensinavam a viver no novo cenário de parcimônia. Tudo, rigorosamente tudo como antes, a ponto de a própria *Time* reconhecer: "nossa história vive em ciclos" (Andersen, 2009).

E o ciclo que se iniciava sugeria que era hora de prestar tributo àqueles que dedicaram a vida à pregação e à prática da simplicidade, na América e no mundo, em qualquer tempo e circunstância.

---

[6] *Time*: "The End of Excess" (6 abril 2009) e "The New Frugality" (27 abril 2009).

CAPÍTULO 3
A JUSTA MEDIDA

A palavra "simplicidade" tem origem latina e designa a qualidade de algo único, não composto por partes diferentes. Folhas de papel dobradas ao meio, no máximo uma só vez, madeiras sem veios e edificações de apenas um bloco são exemplos de simplicidade; são fáceis de entender, utilizar e reproduzir.

Uma metáfora de como deveria ser a boa vida, simples e sem excessos, segundo a sabedoria da Antiguidade. "Quantas coisas existem e das quais não preciso" (Vandenbroeck, 1996, p. 134), exclamava Sócrates ao caminhar pela Ágora. Acumular coisas, para o filósofo grego, era bem menos importante do que buscar o autodesenvolvimento.

Uma concepção da qual Platão e Aristóteles acabariam compartilhando. As propriedades, os objetos e tudo o mais que viesse do mundo material deveriam ser vistos como meios, como instrumentos para alcançar uma finalidade, e não confundidos com ela mesma. O que conferia sentido à existência, para os filósofos gregos da Antiguidade, eram os relacionamentos, a vida em comunidade, e não os prazeres efêmeros advindos da riqueza e do poder. Platão via a temperança como uma das três virtudes da alma – as outras duas seriam a sabedoria e a coragem –, e Aristóteles dizia não haver sentido em ter mais do que se pudesse usar; acumular dinheiro seria não mais do que uma ilusão, um objetivo de vida estreito, que só privaria o sujeito de experiências mais recompensadoras, como a contemplação. "Contemplação traz felicidade. O homem em contemplação é um homem livre. Ele não precisa de nada" (Vandenbroeck, 1996, p. 188), afirmava.

Daí que a felicidade, na visão aristotélica, pouco dependesse de elementos externos ao indivíduo, e sim e tão somente de algo intrínseco ao homem: a virtude. Era ela o termômetro moral que cada ser humano carregava dentro de si e que lhe permitia exercitar o bom senso e a parcimônia, fazendo escolhas que atendessem ao que chamava de "justa medida" – o essencial para a satisfação das demandas naturais, sem exageros.

O grego Epicuro de Samos nasceu um ano depois da morte de Aristóteles; não foi, portanto, seu contemporâneo. À sua maneira, contudo, deu continuidade à ideia de que certos objetivos não compensam o esforço exigido. Poder, dinheiro e honrarias entravam nesse grupo. A sabedoria estava em atender ao que fosse necessário à sobrevivência, de modo a evitar as perturbações inerentes aos desejos mais intensos, causadores de dependência e escravização. "Habituar-se às coisas simples, a um modo de vida não luxuoso, [...] proporciona ao homem os meios para enfrentar corajosamente as adversidades da vida [...]" (Epicuro, 2002, p. 41-43), escreveu.

Epicuro não censurava o prazer; pelo contrário, entendia-o como uma busca natural do homem. Mas havia que se empregar inteligência ao tentar atendê-lo. Existem diferentes tipos de prazer, defendia; identificá-los e selecionar quais compensava perseguir era o desafio. Alguns desses prazeres poderiam, durante seu desfrute, ou mesmo depois de satisfeitos, acarretar perturbação e sofrimento, e por isso deveriam ser evitados. Era o caso dos prazeres artificiais, também chamados de vãos: riqueza e glória, por exemplo, jamais seriam satisfeitos, por não serem naturais e, portanto, não terem fim; uma vez atendidos, renasceriam mais fortes, condenando aqueles que os ambicionavam a uma busca incessante, destinada à frustração.

Aí entrava a inteligência: prazeres moderados, disciplinados até, como os naturais, não ofereciam risco de dor posterior, não provocavam excessos nem inquietação, pois extinguiam o desejo no momento em que eram atendidos. "[...] [A] prudência é o princípio e supremo bem", dizia Epicuro (2002, p. 43-45).

A opção por priorizar determinados prazeres, aqueles mais simples e fáceis, em detrimento de outros, os que geram ansiedade, soa familiar? Pois alguns enxergam no epicurismo a semente da simplicidade voluntária, sua pedra filosófica fundamental.

Não seria só no epicurismo que a simplicidade reivindicaria a presença de fragmentos pregressos de seus princípios. O estoicismo, bem posterior, também conteria traços de seu DNA. À semelhança dos epicuristas, os estoicos nutriam certa reserva em relação aos desejos, por considerarem que neles se enraizavam potenciais fontes de sofrimento. No entanto, acrescentavam um aspecto sutil, mas fundamental, para o entendimento de sua natureza: a de que são produto da mente humana, e não uma propriedade intrínseca ao mundo natural ou material. "Não são as coisas que nos fazem sofrer, e sim as ideias que temos das coisas", dizia Epíteto, um dos expoentes do estoicismo. "Desterra de ti desejos e receios e nada terás que te tiranize", continuava. Controlar a mente, então, seria o caminho para a liberdade; vencer o desejo do que não é alcançável pouparia o sofrimento de ver fora de si as condições necessárias para a felicidade. "Pobre não é aquele que tem pouco, mas antes aquele que muito deseja", afirmava Sêneca, também adepto do estoicismo. E antecipava a fugacidade de certos prazeres mundanos: "O prazer desvanece-se ao alcançar o ponto mais elevado; [...] depois vem o aborrecimento [...] e o prazer murcha" (Sêneca, 1994, p. 48).

Assim como os filósofos da Antiguidade, praticamente todas as religiões prescreviam a simplicidade a seus seguidores. Parece lógico: prazeres mundanos distraem as pessoas da fé e do empenho espiritual inerentes a qualquer conversão religiosa. Embora nem sempre convergissem na definição de felicidade, as diferentes religiões eram unânimes ao advertir que esta não adviria de posses ou de qualquer outra fonte "superficial" de prazer. Converter-se implica escolha, renúncia, opção, de modo que não poder servir a dois senhores de modo simultâneo – a Deus e ao dinheiro, por exemplo – tornou-se um *slogan* cristão plenamente encaixável a qualquer outra fé.

Não que se recomendasse a pobreza. Entre os cristãos, o Antigo Testamento roga: "não me deis nem a pobreza nem a riqueza, apenas o suficiente" (Dominguez e Robin, 2007, p. 220). "O suficiente" era o que Deus entregaria aos homens, assim como fizera aos outros seres, animais e vegetais, e não um sinônimo de ascetismo. Este propõe uma renúncia ampla, geral e irrestrita que priva seus adeptos de prazeres ou satisfações de toda ordem, impondo-lhes uma provação que beira a humilhação. Para os cristãos, seria possível desfrutar da Criação, e até do mundo material, sem se deixar embriagar por eles, inclusive porque o ascetismo (ou a pobreza) não implicaria uma simplicidade sincera; se poderia viver sem nada, em total privação, e ainda assim conservar dentro de si a chama do desejo e da cobiça. Que simplicidade seria essa que liberta o corpo, mas não a mente e o coração?

...

Santo Agostinho sabia bem disso. De origem abastada, abriu mão do que possuía para dedicar-se à religião e ao pensamento. Recomendava que não se devesse ter mais do que o suficiente, sendo que "'suficiente' significa o montante que a natureza necessita para se manter em sua forma original" (Vandenbroeck, 1996, p. 49). Pregava a moderação, subvertendo o significado consagrado de certas palavras, como ao dizer que "avareza [...] não é apenas amor pelo dinheiro, mas também qualquer tipo de amor em que há desejo imoderado e vontades maiores do que o necessário" (idem, p. 49). Temia os estragos morais que o desejo pudesse causar nos homens, pois entendia que, quando atendidos, se tornariam hábitos; e, de hábitos, passariam facilmente a necessidades – e as necessidades eram prerrogativas naturais, jamais criações humanas. O ideal seria então domar os desejos: "é melhor ter menos vontades do que muitos recursos" (idem, p. 67).

Mas o maior expoente da simplicidade cristã foi, curiosamente, um asceta. Francisco de Assis nasceu em família rica e levou uma vida privilegiada durante a juventude. Até que uma epifania o fez abandonar a casa dos pais, a cidade em que vivia e tudo o que possuía. Doou o que tinha aos pobres e passou a esmolar. O tempo se encarregaria de tornar "franciscano" sinônimo de simples, embora vários dos relatos acerca de sua vida afirmem que ele foi muito além da simplicidade, abraçando a pobreza como forma de purificação.

São Francisco mergulhou em um ascetismo que Sidarta Gautama, o Buda, experimentou e rejeitou. Gautama deixou o palácio de sua família para conhecer o mundo real, do qual era poupado pela superproteção paterna. De início, abriu mão de tudo o que podia, a fim de experimentar a austeridade máxima. Percebeu que não havia mérito na iniciativa; ninguém atingiria a iluminação ou a liberdade por se impor sacrifícios. Havia que se ter moderação, sim, mas sem impingir-se sofrimento; não era necessário abdicar de todos os prazeres para arvorar-se digno de respeito e admiração. Era preferível o equilíbrio da vida modesta, porém saudável, ao exagero extremo do hedonismo ou do ascetismo. Era preferível o caminho do meio.

O "caminho do meio", um dos princípios budistas, pode ser visto como uma variação da "justa medida" de Aristóteles. De acordo com ele, a sabedoria está em não se deixar levar pelos excessos, sejam ascéticos ou autoindulgentes. Como os últimos são uma armadilha bastante mais comum que os primeiros, o budismo atém-se especialmente a eles e ao sofrimento que podem causar, recomendando eliminá-los pela raiz. Como? Pela supressão do desejo.

O desejo, segundo os budistas, não é produto do meio, daquilo que é externo ao indivíduo, e sim da própria mente. É ela que absorve os estímulos do mundo e os reprocessa, formulando vontades, ambições, apegos – tudo o que provoca dor, mesmo quando satisfeito, pois a mente jamais se acomoda. Sua capacidade de criar apetites é infinita, condenando a uma ansiedade frustrante aquele que se dispõe a saciá-los. A solução, portanto, só pode ser domar a mente; adquirir a consciência de que toda a sua farta produção de desejos é ilusória e não leva à felicidade. "Se um homem em batalha conquista milhares, e outro conquista a si próprio, a vitória deste será maior", dizia o Buda.

...

As tradições filosóficas e religiosas em prol da simplicidade não ficaram circunscritas à Antiguidade ou à Idade Média. Em meados do século XVII, uma dissidência protestante liderada por um pastor inglês ganhou corpo nos Estados Unidos. Lá, fundou o estado da Pensilvânia e implantou seu estilo de vida, que, entre outros princípios, pregava a simplicidade em tudo o que fosse possível. Os *quakers*, como ficaram conhecidos os adeptos da Sociedade de Amigos, entendiam que as preocupações humanas deveriam estar concentradas no próprio interior, e não na aparência. Não que ser pobre fosse visto como virtude, tampouco ser rico ou ocupar posição social de destaque condenável *a priori*; o que merecia reprovação era a maneira como as pessoas se relacionavam com o dinheiro, com as posses e com os títulos honoríficos. Daí a recomendação de se vestir de maneira sóbria, geralmente em tons neutros, quando não de preto, sem adornos ou quaisquer elementos que chamassem a atenção ou denotassem poderio econômico, e de não apor Mr., Mrs. ou Miss aos nomes, nem qualquer título distintivo – todos deveriam ser chamados da mesma maneira, pelo nome e sobrenome, garantindo uniformidade de tratamento, qualquer que fosse sua posição social.

Os *quakers* não censuravam que se desfrutasse da vida ou de prazeres mundanos, nem daqueles resultantes do próprio trabalho. Na visão *quaker*, "Deus não quis que o homem fosse pobre ou vivesse em desconforto", escreve o pesquisador David Shi (2003, p. 102). Mas o mundo material é passageiro, "e o coração deve estar naquilo que é eterno. Ao viver de maneira simples, ao abrir mão do que não é essencial, os Amigos poderiam se manter livres – livres para ser sinceros, livres dos embustes da cobiça, livres para se dedicarem precipuamente a atividades espirituais [...]" (idem, p. 102). O que sustentava princípios como esse era a noção de integridade, de coerência entre o que se professava e o que se exteriorizava. A simplicidade não era obrigatória, uma precondição para a conversão, e sim a consequência quase natural de seguir determinados princípios cristãos.

Como em qualquer religião, a passagem do tempo fez com que seus princípios mais estritos se mantivessem apenas entre uma minoria "conservadora" ou "ortodoxa". A colonização dos séculos XVII e XVIII tornou os imigrantes ingleses minoria em suas cidades, submetendo-os à influência de outras culturas e religiões; o avanço do comércio, que permitiu a muitos *quakers* enriquecer, serviu também para afrouxar o compromisso de simplicidade entre os menos convictos. Mas alguma centelha do espírito original se mantém entre os *quakers* atuais, a julgar pela sua pauta de preocupações: gestão do tempo, materialismo, papel da tecnologia na vida moderna, meio ambiente e vegetarianismo.

O maior expoente *quaker* foi John Woolman. Pregador do século XVIII, fez da simplicidade seu discurso e sua prática;

foi alfaiate e comerciante, mas abandonou ambas as atividades justo no momento em que mais cresciam, para que não lhe roubassem o tempo e a energia destinados à pregação. Não ceder às tentadoras oportunidades empresariais que lhe apareciam foi a marca mais conhecida de sua biografia, pois Woolman não era um religioso "oficial", sustentado pela Igreja, e sim um cidadão comum que optara por viver com pouco a fim de se dedicar ao que achava mais importante – a espiritualidade. Seu legado de abdicação em nome de um propósito maior é o mais forte na tradição *quaker* norte-americana e acabaria sendo absorvido, talvez inadvertidamente, por outro grupo religioso: os *amish*.

Vertente protestante nascida na Suíça e emigrada para os Estados Unidos, os *amish* também têm seus "votos de simplicidade" – e bem mais radicais que os dos *quakers*. Os *amish* chegaram à Pensilvânia aproximadamente um século depois dos *quakers* e, à diferença destes, ainda hoje vivem de maneira muito parecida com a de seus antepassados. As comunidades *amish* espalhadas pelos Estados Unidos e pelo Canadá não possuem luz elétrica, carro ou telefone particular – no máximo, ônibus ou telefones públicos. Deslocam-se a pé ou de carroça e rejeitam aparelhos eletroeletrônicos de todos os tipos, por acreditarem que eles desviam interesses e atenções da vida em família. A simplicidade *amish* vê a tecnologia e os objetos não exatamente como expressões egoístas do culto à riqueza ou ao que quer que seja, mas sim como distrações desnecessárias e, por que não?, perigosas para a coesão comunitária.

...

Quakers e *amish* são apenas alguns dos exemplos de que a ética da moderação vigorava nos Estados Unidos dos colonizadores, fortemente calcada em princípios religiosos. À medida que o capitalismo avançou e deslocou a religião do centro da vida individual e comunitária, manifestações mais mundanas de "virtude" ganharam relevo e fizeram da temperança algo *démodé*. Adeptos atuais da simplicidade voluntária, especialmente na América, volta e meia recorrem ao passado frugal do país para defender suas escolhas. Em todos os escritos sobre o tema há referências a esse respeito; os *simplifiers* parecem ver nos valores e no estilo de vida de seus antepassados uma pureza à qual se deveria retornar com urgência: "[...] [a]ceitar e viver com o suficiente, em vez do excesso, oferece um retorno ao que é, culturalmente falando, o lar humano: a antiga ordem da família, da comunidade, do bom trabalho e da boa vida; [...] de um materialismo verdadeiro que não se importa com as coisas, mas cuida delas; de comunidades nas quais valia a pena viver" (Durning, 2008, p. 98), exorta um deles.

Sabe-se que não existe lugar melhor que o passado. A fantasia trata de preencher todas as lacunas que porventura deponham contra a idealização de tempos idos. Chama a atenção, no entanto, que *simplifiers* dos séculos XX e XXI recorram a essa fórmula para legitimar as próprias escolhas de vida em uma época tida como ineditamente propícia e tolerante a manifestações de diferença. Não é necessário voltar no tempo para justificar ideias e comportamentos à margem, pois sua aceitação independe de raízes; basta que conserve integridade de princípios que o respeito lhe estará assegurado. Ainda que se reconheça na evocação passadista um quê persuasivo, voltado a emprestar certo verniz moral a escolhas aparentemente triviais, sua recorrência nos argumentos pró-simplificação sugere encobrir um desconforto com a modernidade e seus preceitos; a "nova" ordem, que elevou ciência e mercado ao status de argumento último para questões cujas respostas pertenciam à moral religiosa, transformou alguns contemporâneos em órfãos da ordem anterior, que jamais vivenciaram.

Decerto, se vivessem lá pelos séculos XVIII ou XIX na mesma América que habitam hoje, engrossariam as fileiras daqueles que não se conformavam com as transformações sociais que o capitalismo nascente provocava, nem com sua consequente repercussão sobre a subjetividade dos indivíduos. O que fariam, não se sabe; é mero exercício de imaginação. Mas o que um homem em particular fez, naquelas circunstâncias, eles e todos os norte-americanos sabem de cor: Henry David Thoreau foi viver num bosque.

CAPÍTULO 4
UM TAMBOR DIFERENTE

O bosque de Walden é uma área de pouco menos de 25 hectares situada a 2,5 quilômetros da pequena cidade de Concord, região metropolitana de Boston. Fica no centro de uma reserva natural sete vezes maior, administrada pelo Estado de Massachusetts. Trata-se de uma área verde diversificada, na qual se encontram pântanos, prados e árvores de diferentes tipos, como pinheiro, carvalho e nogueira, além de temperos e algumas espécies de frutas silvestres. Esquilos, coelhos, patos e pássaros, como pica-pau e falcão, além de castores e porcos-espinho, são alguns dos habitantes do local. No centro do bosque, um lago de trinta metros de profundidade serve de moradia a peixes, tartarugas e sapos, e como espaço de lazer para a população das cidades próximas, que o utiliza para banhos, passeios de caiaque, natação e pesca, especialmente no verão. As fotos não deixam dúvida: o lugar é muito bonito – principalmente no outono, quando as folhas das árvores ganham tons amarelo-avermelhados que o fazem parecer uma pintura.

Mas não são a beleza, a flora ou a fauna as razões da fama nacional que o bosque de Walden desfruta nos Estados Unidos. Nem os 100 mil visitantes que passam por lá a cada verão ou os 750 mil que fazem piqueniques, colhem frutas ou apenas aproveitam o espaço todos os anos, e sim um antigo morador do local – bem antigo mesmo, de século e meio atrás. Foi ele quem inscreveu Walden para sempre no imaginário norte-americano.

Henry David Thoreau nasceu em Concord em 12 de julho de 1817, filho de um pequeno fabricante de lápis e de uma dona de casa. Terceiro dos quatro rebentos do casal, Thoreau demonstrou desde cedo gosto pela natureza, com a qual tomava contato em passeios e caminhadas nos arredores da cidade natal, e grande curiosidade intelectual, manifestada no hábito de frequentar bibliotecas. Desde cedo, também, deu mostras de ser dono de um temperamento pouco comum; não brincava com os coleguinhas de escola e "parecia não ter nenhuma alegria dentro de si" (Gross, 2000, p. 181), segundo relato de um deles. O comportamento arredio seria repetido na faculdade, na qual foi admitido aos 15 anos. Antes que o leitor seja tentado a projetar a imagem-clichê do gênio escolar precoce, recluso e ensimesmado, convém alertar: Thoreau entrou raspando em Harvard e suas notas ao longo dos quatro anos de universidade, apesar de boas, não o colocavam em posição além da intermediária entre os formandos de 1837. Thoreau era, na verdade, um sujeito de ideias, de opiniões; gostava de estudar, sim, mas seus méritos não residiam em um domínio teórico acima da média, e sim na capacidade de reflexão, de questionamento.

E ela lhe bastou para que acabasse como um dos três oradores da turma na colação de grau. No dia 30 de agosto, ele e dois colegas leram um discurso intitulado "O espírito comercial dos tempos modernos e sua influência sobre o caráter político, moral e literário de uma nação". Nele, diziam, entre outras coisas: "Deixem os homens, fiéis a sua natureza, [...] conduzirem vidas independentes; deixem que façam das riquezas os meios, e não o fim da existência, e não ouviremos mais falar do espírito comercial. [...] A ordem das coisas deveria ser de alguma forma inversa – o sétimo deveria ser o dia de trabalho do homem, no qual ganharia a vida com o suor do seu rosto; e os outros seis seus dias de descanso [...]"[1].

---

[1] Disponível em: <www.mappingthoreaucountry.org/itineraries/cambridge/>. Acesso em: 10 junho 2014.

Quem ouvisse o discurso não se surpreenderia ao ver que Thoreau, nos primeiros meses após o retorno de Harvard, viveria de bicos, sem emprego definido. Os moradores de Concord se espantavam que alguém com um diploma tão valorizado pulasse de atividade em atividade, sem fixar-se em nenhuma – trabalhou como agrimensor, deu aula por duas semanas numa escola pública[2] e ajudou o pai na fábrica de lápis. Aos olhos da população local, Thoreau era um desocupado, um irresponsável e, ainda por cima, um sujeito antipático; não cumprimentava os vizinhos, não votava nem frequentava os eventos da comunidade. Negava-se a fazer parte de qualquer organização à qual não pedira para se juntar.

Mesmo assim, alguma propensão a uma vida mais "convencional" parecia existir; um ano depois da formatura, seu irmão John abriu uma escola em Concord, na qual Thoreau lecionou por três anos. Uma escola diferente das da época: não impingia castigos físicos aos alunos nem restringia as aulas à lousa; punha-os para fazer trabalho de campo, ter contato com a natureza e conhecer *in loco* o trabalho dos artesãos locais. No tempo em que atuou como professor, Thoreau mostrou-se à vontade no papel e teria possivelmente permanecido na atividade por mais tempo, não fosse a doença do irmão, que o levaria à morte meses depois.

Thoreau não quis continuar a escola sem John, optando por fechá-la. Nesse momento, um amigo lhe estendeu a mão. Ralph Waldo Emerson, filósofo e escritor que Thoreau conhecia há pouco mais de uma década, vivia com a família em Concord. Em troca de moradia e alimentação, Thoreau tornou-se o faz-tudo da casa. A relação entre os dois não era meramente instrumental, como pode indicar essa troca de favores. Sabedor da intenção de Thoreau em se tornar escritor, Emerson queria ser-lhe

---

[2] Ficou pouco tempo por não conseguir controlar os alunos. Como se recusava a bater neles para que obedecessem, acabou pedindo demissão (Furius, 2009).

um incentivador. Por isso, dava-lhe acesso à própria biblioteca e recorria ao seu auxílio em algumas atividades editoriais.

O acordo era bom para Thoreau, que, ao viver com os Emerson, tinha algum tempo livre para escrever, atividade que desempenhara de maneira eventual até ali e à qual gostaria de se dedicar de forma integral. Ainda mais importante, ganhava um padrinho que poderia aproximá-lo dos círculos editoriais. Ser escritor, à época, demandava ser bem-nascido, ou então receber algum tipo de patrocínio da igreja ou do estado – e Thoreau não se encaixava em nenhum desses casos.

...

Registros dessa época – 1841, 1842 – dão conta das reações que Thoreau causava nos moradores de Concord. Um recém-chegado à cidade recebeu-o para um jantar e escreveu em seu diário suas impressões a respeito: "Ele é um personagem singular. [...] [R]epudia todas as formas convencionais de ganhar a vida, e parece inclinado a levar uma espécie de vida de índio em meio a homens civilizados – por vida de índio quero dizer ausência de qualquer esforço sistemático para garantir seu sustento" (Furius, 2009, parágrafo 12)[3].

E acrescentava: "O Sr. Thorow [sic] é um arguto e delicado observador da natureza [...] e a Natureza, em retribuição a seu amor, parece adotá-lo como seu filho especial, mostrando-lhe segredos que a poucos é permitido testemunhar" (idem, parágrafo 12)[4].

De fato, da natureza Thoreau gostava, e dela parecia entender. Vivia trocando impressões e informações com outros observadores, diletantes ou profissionais, a respeito da flora e da fauna local. Ao contrário de pensadores como Locke e Hobbes,

---

[3] Registro do diário de Nathaniel Hawthorne em setembro de 1842.
[4] Idem.

que viam o homem e suas formas de organização social como uma oposição ao mundo natural, Thoreau os via em harmonia com ele; não se deveria tratar essa como uma relação de hostilidade, e sim de parceria. Daí que defendesse a preservação de florestas e vegetações naturais e abominasse a caça esportiva, afirmando que "toda criatura é melhor viva do que morta, homens, alces e pinheiros, e quem entende isso preservará a vida ao invés de destruí-la" (Lenat, 2009a, parágrafo 5)[5].

O respeito que Thoreau devotava à natureza não se resumia a razões que, hoje, chamaríamos de "ambientalistas". Havia um motivo adicional, mais "ideológico", por assim dizer, e do qual Emerson compartilhava. Em meados do século XIX, viviam-se as transformações provocadas pela Revolução Industrial; o trabalho começava a ocupar porções maiores do tempo das pessoas e a produção submetia o funcionamento de toda a sociedade ao ritmo das fábricas. O homem passava a ser visto como mais um recurso produtivo a servir a quem detivesse capital para explorá-lo, abstraindo-o de sua subjetividade. Emerson liderava um grupo de pensadores que se opunha a essa ordem das coisas, os "transcendentalistas". Os transcendentalistas acreditavam que o tempo para o ócio e a contemplação deveria ser preservado, pois ao homem cabia descobrir as próprias verdades através da introspecção. Aproveitar a natureza, ou viver conforme seus ciclos, e não os do relógio, seria uma expressão mais fiel do que nos fazia humanos, pois denotava ausência de qualquer imposição externa ao indivíduo; o que deveria valer, sempre, era a autonomia de cada um.

Thoreau "[...] nunca deixou de desprezar – e se compadecer de – aqueles homens cujos dias eram preenchidos com negócios nos quais o objetivo era a riqueza", diria um estudioso[6].

---

[5] Excerto de *The Maine Woods*, obra de Thoreau.
[6] Ralph Gabriel, em ensaio de 1940, chamado "Emerson e Thoreau", citado por Goffman e Joy (2007, p. 199).

Aparentemente, Emerson também não, e dessa afinidade de pensamento e da empatia recíproca nasceu a disposição de Emerson em auxiliar o amigo em suas ambições literárias – primeiro abrigando-o em sua casa; depois, veja só, emprestando-lhe um terreno.

...

Thoreau já vinha procurando um lugar no qual pudesse se refugiar para escrever desde o início da década de 1840. Pensava em algo nos arredores de Concord, numa área rural mais afastada da cidade, em que as intermitências típicas da vida urbana ficassem do lado de fora, garantindo-lhe concentração e inspiração. A rigor, precisava de um terreno, e não necessariamente de uma casa pronta, sequer mobiliada; a experiência de auxiliar seus pais a construir uma nova residência em Concord, em 1844, o havia encorajado a acreditar que o mesmo pudesse ser feito no seu caso. Poderia erguer do zero uma casa pequena, quase uma cabana, onde pudesse viver por uns tempos.

Emerson tinha o tal terreno – uma área no bosque de Walden[7], para ser mais exato. Em março de 1845, Thoreau negociou com Emerson a cessão temporária de um lote; o acordo de arrendamento previa que a casa construída no local ficaria para Emerson ao final de seu período de "recolhimento", e que a Thoreau caberia aproveitar a área cultivável do terreno com algumas plantações. Naquele mesmo mês, Thoreau começou a erguer sua moradia.

Levou quatro meses na empreitada, que incluiria, ainda, preparar a área cultivável para as sementes de milho, feijão e batata. A casa era pequena e simples, a ponto de ser chamada de "cabana" em alguns relatos posteriores sobre a vida e a

---

[7] À época uma propriedade particular; as famílias proprietárias de terrenos em Walden doaram seus lotes ao governo de Massachusetts na década de 1920.

obra de Thoreau. Toda de madeira e constituída tão somente por uma "sala-dormitório", em que sua cama, uma pequena mesa com três cadeiras e uma escrivaninha distribuíam-se por pouco menos de catorze metros quadrados, mais parecia uma casa de boneca em tamanho natural. Sua "arquitetura", por assim dizer, era rudimentar; peça-se para uma criança de 5 anos desenhar uma casa e os rabiscos produzidos não diferirão muito daquilo que Thoreau construiu: porta de entrada, uma janela em cada lateral, telhado normando e nada mais. Depois de se mudar, Thoreau ainda fez melhorias na construção, dotando-a de lareira e chaminé.

A casa realizava um plano antigo de Thoreau e acrescentava uma demão à sua fama local de sujeito estranho. Distante dois quilômetros de qualquer presença humana, Thoreau se embrenhava num bosque em uma época na qual pouca gente vivia sozinha em Concord – ao menos por opção, como ele. Ser um *single* – para usar o rótulo contemporâneo para os que vivem sozinhos – restringia-se a viúvos, solteironas e abandonados, jamais a alguém nos seus trinta e poucos anos, saudável e formado em Harvard.

Que fosse. Se a motivação inicial de recolher-se para escrever já era suficientemente significativa para Thoreau, a implacável vigilância dos pares só servia para engrandecê-la do ponto de vista subjetivo; morar num bosque era o manifesto vivo da coragem de quem ignorava as convenções sociais e a opinião alheia em nome dos próprios planos e desejos. Um fato tão cheio de simbolismo que merecia uma data à altura para inaugurá-lo – como o 4 de julho, dia da independência americana, quando Thoreau enfim mudou-se para Walden.

...

Os primeiros meses não foram lá muito produtivos, ao menos do ponto de vista literário. Thoreau dedicou-se às plantações nos arredores da casa, o que lhe deixou pouco tempo para escrever ou ler. Só depois de resolvidos esses pormenores – nem tão insignificantes assim, na verdade, visto que cultivar a terra fazia parte do acordo com Emerson e que dela retiraria parte de sua alimentação – é que pôde, de fato, dedicar-se ao que se propunha. Sob esse aspecto, Walden se mostraria um ambiente "mais favorável que a universidade" (Maynard, 1999, p. 317), conforme manifestou tempos depois.

Walden representou, para Thoreau, um retiro, uma estada fora da cidade, não um isolamento completo. No bosque, recebeu visitas, a mais frequente delas a da mãe, que lhe trazia algo para comer toda semana; um amigo chegou a dividir a casa com ele durante duas semanas, e Emerson passava por lá com regularidade. Havia duas estradas nas proximidades do terreno, de modo que Thoreau ia a Concord, onde comprava o que não conseguia cultivar no bosque, além de visitar os pais e participar de reuniões de um grupo abolicionista, causa que defendia. Durante o período em que esteve em Walden, viajou duas ou três vezes ao estado do Maine, no extremo nordeste dos Estados Unidos. Tudo, absolutamente tudo dentro de relativa normalidade e integração social, semelhante a alguém que, nos dias de hoje, vivesse num sítio na região metropolitana de uma capital e se obrigasse a ir à cidade com alguma frequência para resolver assuntos do dia a dia. Mas ainda assim bem diferente daquilo que se considerava normal à época, o que serviu para que o apelido "ermitão de Walden" lhe fosse pespegado (Gross, 2000; Smith, 2009)[8].

---

[8] Thoreau também contribuiu para a imagem de ermitão; em *Walden*, livro que descreve sua experiência nos bosques, ele se define assim um par de vezes. Em carta a um amigo, anos depois, disse que vivera "por dois ou três anos sozinho no bosque de Concord" (Cain, 2000, p. 35). Além disso, quando ia a Concord, Thoreau mantinha-se frio no tratamento com os vizinhos e vestia-se sem nenhum apuro, reforçando a percepção popular (Gross, 2000).

Dois anos e dois meses depois de se mudar para o bosque, Thoreau despediu-se do lugar. Foi morar novamente na casa de Emerson, que, comprometido com uma viagem à Inglaterra, queria o amigo tomando conta da residência. O saldo do retiro em Walden era o manuscrito de um livro e o esboço de outro. O primeiro seria lançado em 1849, quase dois anos após o fim do retiro. O livro narrava uma viagem que fizera com John dez anos antes e representava um tributo à memória do irmão. A obra foi mal recebida pela crítica, fracassou comercialmente e legou a Thoreau um prejuízo financeiro considerável – pelo acordo com o editor, ele teria de custear as cópias não vendidas, que chegaram a 80% da tiragem de mil exemplares. O outro livro, rascunhado no bosque, ele seguiu escrevendo e burilando nos anos seguintes, para finalmente lançá-lo em 1854. Foi bem recebido pela crítica e teve vendas relativamente boas (Cain, 2000 e 2000b)[9], porém não suficientes para fazê-lo decolar como escritor, ao menos na época – mas fundamental para inseri-lo no imaginário norte-americano do século seguinte.

...

Walden, Ou a Vida nos Bosques é um relato da experiência de dois anos morando fora dos limites urbanos de Concord e uma compilação das reflexões produzidas naquele período. Em boa parte da obra, Thoreau descreve e enaltece a natureza de Walden, fazendo jus à fama de conhecedor do assunto; em outro tanto, recorda como viveu os dois anos no local. Mas é uma terceira faceta do livro a responsável por sua fama (póstuma, principalmente) e pelo significado cultural que o reveste até hoje: a de um manifesto de alguém que se sente

---

[9] O livro vendeu 1.750 cópias, das 2 mil impressas, no primeiro ano, a maior parte delas em Boston e arredores.

um estrangeiro na sociedade em que vive, tão ocupada com preocupações e valores diferentes dos seus.

Primeiro, Thoreau lamenta o tempo e a energia perdidos com o que ele julga serem coisas de menor importância – tomar conta de propriedades, negócios e dinheiro, para conseguir satisfazer desejos relacionados a... propriedades, negócios e dinheiro. Um ciclo interminável que não condiz com aquilo que enriquece a existência humana: a contemplação, as amizades, o contato com a natureza e o pensamento.

> Vejo rapazes, concidadãos meus, cuja má sorte foi terem herdado fazendas, casas, celeiro, gado e instrumentos agrícolas, porque essas coisas são mais fáceis de adquirir do que descartar-se delas [...] [Eles] [t]êm é que viver a vida, deixando todas essas coisas para trás e continuando o melhor que puderem [...]. Quem nada possui não luta com encargos desnecessários herdados [...] [M]uita gente [...] se deixa absorver de tal modo por preocupações artificiais e tarefas superfluamente ásperas, que não pode colher os frutos mais saborosos da vida (Thoreau, 2007, p. 16-17).[10]

Libertar-se dessa armadilha exigiria que se reconhecesse que muito do que se chama "necessidade" constitui, na prática, uma invenção cultural trazida pelo "progresso", e não raro uma montanha de caprichos tolos com os quais se acaba acostumando.

> Por uma sina ilusória, vulgarmente chamada necessidade, desgastam-se a amontoar tesouros que a traça e a ferrugem estragarão e que surgem ladrões para roubar. É uma vida de imbecis, como perceberão ao fim dela, se não antes. [...] Seria vantajoso, mesmo em plena civilização materialista, viver uma vida primitiva no meio do mato, nem que fosse para aprender quais são nossas necessidades básicas e que métodos foram empregados para obtê-las [...] visto que o

---

[10] Tradução de Astrid Cabral, Editora Ground, 2007.

progresso pouco influenciou as leis essenciais que regem a existência do homem (idem, p. 17 e p. 22).

Thoreau então recorre à História para defender suas ideias, e ousa questionar o que parece um ponto pacífico da sociedade de todas as épocas: "Nenhum ser bruto requer mais que comida e abrigo. [...] A maioria dos luxos e muitos dos chamados confortos da vida não só são dispensáveis como constituem até obstáculos à elevação da humanidade. [...] [O]s mais sábios sempre viveram de modo mais simples e despojado que os pobres" (idem, p. 22 e 23); "Temos de procurar sempre obter mais conforto material, em vez de em algumas ocasiões contentar-nos com menos?" (idem, p. 38).

E arremata com uma frase que se tornou uma de suas marcas: "[...] [U]m homem é rico em proporção ao número de coisas de que pode prescindir" (idem, p. 72).

Qual a solução para o impasse identificado por Thoreau, então? A resposta está em outra frase-manifesto de *Walden*: "Simplicidade, simplicidade, simplicidade! Digo: ocupai-vos de dois ou três afazeres, e não de cem mil; contai meia dúzia em vez de um milhão [...]. Simplificar, simplificar. Em vez de três refeições por dia, se preciso for, comer apenas uma; em vez de cem pratos, cinco; e reduzir proporcionalmente as outras coisas" (idem, p. 78-79).

Menos "necessidades" implicariam menos horas trabalhadas para atendê-las, e eis aí um outro pilar do ideário thoreauviano: "[...] [S]e a pessoa viver simplesmente e colher apenas o que plantou, não plantando excedentes para trocá-los por objetos dispendiosos e de luxo, necessitará cultivar apenas poucos metros de chão [...] [e] toda a tarefa agrícola pode ser executada nas horas vagas do verão" (idem, p. 53).

Thoreau usa a própria passagem por Walden como um exemplo de viabilidade do que prega, e descreve a liberdade de que desfrutava justamente por não precisar de muito nem ocupar-se trabalhando:

"Aprendi com a experiência de dois anos que custaria inacreditavelmente pouco trabalho obter-se a alimentação necessária. [...] [D]escobri que trabalhando cerca de seis semanas por ano, poderia cobrir todas as despesas necessárias à subsistência. Os invernos inteirinhos, bem como grande parte dos verões, eu tinha livres e desimpedidos para o estudo" (idem, p. 57 e 62).

Às vezes, numa manhã de verão [...] sentava-me na ensolarada soleira, absorto num devaneio [...] em completa solidão e serenidade [...]. Percebia o que os orientais chamam de contemplação, bem como renúncia aos trabalhos. Na maioria das vezes, não me importava como as horas passavam. [...] Meus dias não eram os dias da semana [...] nem eram fatiados em horas ou estilhaçados pelo tique-taque de um relógio [...]. Sem dúvida, isso para meus concidadãos era pura ociosidade; mas se eu fosse julgado pelo padrão dos pássaros e das flores, não seria condenado. [...] O dia natural é muito calmo e dificilmente reprovará a indolência do homem (idem, p. 93-94).

...

Se havia um inimigo ao qual Thoreau se opunha, ele atendia pelo complicado nome de *zeitgeist* – o espírito do tempo em que vivia. *Walden* seria escrito e publicado em uma época de transformação nos Estados Unidos. A Revolução Industrial, iniciada no século anterior, o avanço do comércio e a evolução tecnológica e científica não restringiam seus efeitos sobre a seara econômica; assumiam dimensão social e cultural. Não era apenas o modo de produzir que estava em transformação, como também o imaginário coletivo, as noções de o que seria uma vida bem-sucedida e a maneira pela qual seria alcançada. E Thoreau definitivamente não se afeiçoava a nada disso, a começar pela distorção que causava sobre a noção de tempo, elemento que tanto prezava.

Vive-se com muita pressa. Os homens julgam essencial que a Nação tenha comércio, exporte gelo, fale por meio de telégrafo, e ande a quarenta e oito quilômetros por hora, sem se perguntarem se tudo isso convém ou não; [...] se permanecermos em casa às voltas com nossas atividades, quem precisará de ferrovias? Não andamos sobre a estrada de ferro, ela é que anda sob nós. [...] Por que teríamos que viver com tanta pressa, esbanjando a vida? (idem, p. 79).

As comunicações são um capítulo à parte na crítica thoreauviana, e provavelmente o mais divertido – inclusive porque seriam plenamente aplicáveis aos dias de hoje: "É difícil a pessoa que, ao fazer sesta de meia hora após a refeição, ao despertar e erguer a cabeça logo não pergunta: 'Quais são as novas?', como se o resto da humanidade tivesse ficado de sentinela"; "De minha parte, podia facilmente passar sem correio. Acho que há pouquíssimas comunicações importantes feitas por seu intermédio. [...] [E]m toda a vida não recebi mais que uma ou duas cartas que valessem a tarifa postal" (idem, p. 80).

Também estou certo de que nunca li nos jornais nenhuma notícia notável. Se já lemos a respeito de um homem assaltado ou assassinado, ou morto em acidente [...] nunca mais precisaremos ler a respeito de coisas semelhantes. Basta uma vez. [...] (São) notícias que, falando sério, um espírito vivaz poderia escrever com bastante exatidão, doze meses ou doze anos antes. [...] Novidades!, muito mais importante é saber-se daquilo que nunca fica velho! (idem, p. 80-81).

E, para finalizar, sobrava uma reprovação às preocupações com a aparência, traduzidas na moda, já à época caprichosamente efêmera e idiossincrática:

Quanto ao vestuário, [...] a maioria das vezes talvez sejamos levados mais pelo gosto da novidade e respeito à

> opinião alheia do que pela verdadeira utilidade. [...] [O] objetivo da roupa é, em primeiro lugar, manter o calor vital, e secundariamente [...] cobrir a nudez. [...] Quando encomendo à costureira uma roupa de certo modelo, ela me diz com a maior seriedade: "Já não se usa mais assim" [...]. Não veneramos as Graças nem as Parcas, mas a deusa Moda, que fia, tece e corta como ditadora. Em Paris, a macaca-mor põe um gorro de viajante, e na América, todas as macacas copiam (idem, p. 28 e 31).

Fosse *Walden* apenas uma cascata de críticas e lamentações, e Thoreau não faria mais do que entrar para o anedotário norte-americano como um solitário rabugento – do que, aliás, para parte dos seus críticos ele jamais passaria. Porém, havia um lado mais propositivo no livro, quase otimista, do qual a própria experiência nos bosques servia de exemplo: era possível viver de maneira diferente, e sem se penitenciar por isso, dado que o indivíduo só devia satisfações a si mesmo. E esse recado era passado em algumas frases que se tornaram clássicos thoreauvianos:

> A vida que os homens tanto prezam e consideram como bem-sucedida é apenas uma entre outras. Por que lhe exageraríamos o valor em detrimento das outras? (idem, p. 27). Com a minha experiência aprendi pelo menos isso: que, se uma pessoa avançar confiantemente na direção de seus sonhos, e se esforçar por viver a vida que imaginou, há de se encontrar com um sucesso inesperado nas horas rotineiras. Há de deixar para trás uma porção de coisas e atravessar uma fronteira invisível; leis novas, universais e mais abertas começarão por se estabelecer ao redor e dentro dela; ou as leis velhas hão de ser expandidas e interpretadas a seu favor num sentido mais liberal, e ela há de viver com a aquiescência de uma ordem superior de seres. À medida que ela simplificar sua vida, as leis do universo hão de lhe parecer menos complexas, e a solidão não será

mais solidão, nem a pobreza será pobreza, nem a fraqueza, fraqueza (idem, p. 252).

Por que devíamos correr desesperadamente atrás do sucesso, em empreendimentos desesperados? Se um homem não acerta o passo com seus companheiros é porque talvez ouça um tambor diferente. Deixai-o marchar conforme a música que ouve, ainda que lenta e distante (idem, p. 253-254).

Em *Walden*, Thoreau parecia dizer a muita gente: feche o armazém e vá viver.

...

O livro contou com um trabalho de divulgação intenso da editora, que o enviou às principais redações do país e publicou anúncios em jornal dias antes de a obra chegar às lojas. Ao final de agosto de 1854, mês de seu lançamento, trinta periódicos já o haviam resenhado, na maior parte das vezes de maneira positiva. A aposta de uma editora respeitada em um escritor pouco conhecido, além do quê com um fracasso comercial nas costas, já representava um respaldo significativo, especialmente quando acrescido de um detalhe fora do conhecimento público: o contrato previa o repasse de direitos autorais acima da média.

Na pena dos resenhistas, *Walden* foi tratado como um livro "original" e "notável", produzido por um homem igualmente original e "excêntrico" (Dean e Scharnhorst, 1990). Uma publicação da Filadélfia foi além, dizendo que, "se o autor é excêntrico, existe muito de bom senso em sua excentricidade" (idem, p. 304). Outros resenhistas reconheciam menos valor no conteúdo do que na forma, mas ainda assim aplaudiam o livro: "talvez não exista nada de novo na ideia, mas a [maneira pela qual] o autor a aplica é nova" (idem, p. 304), pois "nos fala de coisas comuns que sabemos, mas de uma maneira incomum" (idem, p. 299).

Minoritárias, mas ferinas, as críticas a *Walden* antecipavam muito do que se questionaria sobre os méritos de Thoreau e de suas ideias no século seguinte. Primeiro, a acusação de radicalismo e impraticabilidade[11]; depois, de primitivismo e obscurantismo[12]; e, finalmente, de egoísmo e autossuficiência[13]. A acusação mais dolosa à obra e a seu autor, entretanto, era a de incoerência: se a vida nos bosques era tão mais interessante e recompensadora, por que Thoreau não a estendeu *ad infinitum*? "Mesmo o sr. Thoreau, que adora a sociedade das lagartixas e dos mosquitos, [...] interrompe a prazerosa conexão [com a natureza] depois de um tempo e retorna apressado à civilização para garantir a admiração daqueles cujos [...] objetivos estéreis ele, por um momento, abandonou. Não estava satisfeito em esculpir suas lamentações na casca das árvores [...]?" (idem, p. 313, reproduzindo resenha publicada na "Churchman", de Nova York).

De fato, como bem apontava o *New York Times* na sua resenha, "por que [Thoreau] retornou à sociedade ele não nos

---

[11] "Ele [Thoreau] é pouco prático, e muitos dos hábitos sociais contra os quais se revolta são passíveis de melhoria. [...] [S]eu modo de vida, como relatado por ele, é risível", disse o *New York Morning Express*, conforme Dean e Scharnhorst (1990, p. 305).

[12] "Pena que ele [Thoreau] não nasceu uma tartaruga, para que seu casco fosse seu abrigo [...] ou um urso, de modo que sua pelugem lhe servisse de abrigo e vestuário", disse o *Saturday Evening Post*, da Filadélfia, conforme Dean e Scharnhorst (1990, p. 308). "Estamos todos errados, parece, e seria melhor voltarmos à vida selvagem. [...] A estrada é uma fraude, os correios um absurdo, já que não há cartas que valha ler [...]", reclamava o *Churchman*, de Nova York, segundo Dean e Scharnhorst (1990, p. 313). "O sr. Thoreau denuncia tudo o que indica progresso. Estrada, telégrafos, máquinas a vapor, jornais e tudo o mais que o mundo valoriza, o ofende", dizia o *The New York Times*, conforme Dean e Scharnhorst (1990, p. 318).

[13] "[O livro] é em alguns momentos repulsivamente egoísta em seu tom, e pode facilmente ajudar um homem mau a ficar pior", acusava o *Morning Courier and New York Enquirer*, segundo Dean e Scharnhorst (1990, p. 316).

informa" (idem, p. 317). Só os estudiosos do autor, tempos depois, descobririam em seu diário referências indiretas ao assunto, ao reconhecer que "[...] foi um alívio retornar para nossa paisagem plana, mas ainda assim variada. [...] Para residência permanente, não me parece haver comparação entre esta e a vastidão" (Goffman e Joy, 2007, p. 206), escreveu, comparando a casa de Emerson aos bosques. As viagens ao Maine durante o exílio também serviram para que valorizasse algum conforto, nem que mínimo; no estado vizinho, teve contato com um ambiente verdadeiramente inóspito: "[a]o invés de voltar um apreciador do mundo selvagem, Thoreau sentiu um profundo respeito pela civilização e percebeu a necessidade de equilíbrio" (Nash, s/d) entre esses universos opostos, escreveu um biógrafo. Um equilíbrio que ele acabaria por enxergar no ambiente rural, bem mais domesticável e acessível que o dos bosques.

Some-se a isso o fato de que Thoreau não se isolou completamente da civilização, indo a Concord com relativa frequência, e bastava para que a integridade de seus propósitos fosse colocada em dúvida por seus contemporâneos. Em Concord, por exemplo, o livro não trouxe benefícios à sua fama; acreditava-se, na cidade, que sua reclusão era uma autossuficiência de fachada, pois tivera a despensa abastecida pela mãe. Tempos depois, seu experimento seria recorrente (e maldosamente) definido por detratores como o de uma "criança acampando no quintal de casa" (Lenat, 2009).

O livro vendeu relativamente bem, porém menos do que esperavam os editores. A edição de 2 mil exemplares levou cinco anos para se esgotar, sendo que o grosso das vendas ocorreu no primeiro ano – 1.750 exemplares, entre aqueles comercializados e os distribuídos às redações. *Walden* ficou de 1859 a 1862 *out of print*, e só foi reimpresso naquele ano, com a morte de Thoreau. Desde então, nunca mais saiu de catálogo.

A questão é: por quê? Qual a razão do apelo duradouro de *Walden*, se na sua época nada de extraordinário ocorreu?

...

Thoreau morreu em maio de 1862 e até o final do século XIX sua reputação, nos Estados Unidos, limitava-se à de um escritor de temas relacionados à natureza. *Walden*, por sinal, nem era considerado seu trabalho mais representativo, e Concord não parecia orgulhar-se muito dele – nos folhetos turísticos da cidade, seu nome merecia no máximo uma referência secundária. Longe dali, na mesma época, a verve rebelde e contestatória de *Walden* tornou-se uma inspiração para o movimento operário inglês; líderes dos trabalhadores passaram a incentivar sua leitura entre os companheiros, distribuindo cópias da obra. Em 1890, Henry Salt, professor universitário inglês, publicou a primeira biografia de Thoreau, com boa repercussão. Os críticos ingleses não ficaram indiferentes e começaram a dar atenção ao autor norte-americano, e em especial à *Walden*.

Nos Estados Unidos, os direitos autorais de *Walden* expiraram em 1910, facilitando sua reimpressão. Anos depois, ele passou a ser adotado no ensino médio de algumas escolas. Em antologias da literatura norte-americana, estudiosos passaram a vê-lo como uma das poucas vozes dissonantes em um país de conformistas. A Grande Depressão dos anos 1930 garantiu-lhe impulso adicional, especialmente quando a *Reader's Digest* publicou uma versão condensada da obra. O desespero pós-*crash* da Bolsa parecia pedir um escritor que valorizasse tudo aquilo que a euforia pré-quebra ignorara: parcas ambições, simplicidade e contemplação.

Desde então, Thoreau virou *pop*, e o catapultar de *Walden* à categoria de ícone reflete mais seu significado cultural do que literário. Não estão em jogo, quando se examina a obra, méritos estilísticos ou que tais; o que conta é seu simbolismo. "Max Weber dizia que lutar pelo sucesso é uma virtude compulsória, até mesmo uma obrigação sagrada na cultura americana", afirma o professor Scott Sandage (2005, p. 5) – uma obrigação da qual Thoreau declinou solene e publicamente. Em ensaios publicados postumamente, Thoreau lamentava: "Esse mundo é um lugar de negócios. [...] Seria glorioso ver a humanidade de férias ao menos uma vez. Não há nada a não ser trabalho, trabalho e trabalho" (Thoreau, 1863, p. 6)[14]; "Quando me lembro que mecânicos e lojistas permanecem em seus pontos de venda não apenas por toda manhã, mas por toda a tarde também [...] penso que mereçam algum crédito por não cometerem suicídio" (Thoreau, 1862, p. 5).

E provocava quem se empenhava em perseguir o sonho norte-americano: "Não existe erro mais fatal do que consumir a maior parte da vida tentando ganhá-la" (Thoreau, 1863, p. 9-10)[15].

Nem sempre os Estados Unidos tinham sido assim, e Thoreau viveu justamente o momento de uma transição cultural – o que talvez explique a intensidade com que expressava sua insatisfação. O século XIX foi marcado por grande avanço da indústria e do comércio na América; o *ethos* capitalista começou a se tornar hegemônico, fazendo da ambição um traço do caráter nacional. Trabalhar duro e enriquecer passaram a ser os objetivos de vida dos norte-americanos, não sem deixar pelo caminho um rastro de inconformidade: "[A] revolução capitalista [...] não converteu os norte-americanos em empreendedores autoconfiantes da noite para o dia, [como prega] a mitologia liberal", lembra o historiador Charles Sellers (apud Nelson, 2000, p. 72). Ao contrário; a oposição ao espírito do sistema foi vencida com dificuldade, "em uma passagem es-

---

[14] Ensaio publicado postumamente.
[15] Idem.

tressante da resistência através da evasão até a acomodação" (Sellers, apud Nelson, 2000, p. 72).

A prevalência a fórceps do ideário liberal não faria de Thoreau o único descontente – nem à sua época, nem no século seguinte. Mesmo no país da livre-iniciativa e da mobilidade social, havia os que acusavam um certo desconforto com aquele tempo "desassossegado, nervoso, dinâmico e vulgar", como o próprio Thoreau (2007, p. 256) se referia ao século XIX. Para estes, Thoreau se tornaria uma voz à qual recorrer na hora de questionar os próprios valores, cogitar uma guinada na vida ou simplesmente pensar; críticos e encorajadores, seus escritos não vinham sem uma palavra otimista de que era possível reinventar a existência: "a vida de sucesso não conhece leis" (Thoreau, 1862, p. 27), escreveu em um deles. Especialmente estimulante era o fato de que Thoreau propunha uma mudança que dependia do indivíduo, não da "sociedade", do "sistema" ou de qualquer ente abstrato. Emerson resumiu a vida do amigo como a de alguém que "escolheu ser rico ao reduzir a poucas as suas necessidades, e a satisfazê-las ele mesmo" (Toews, 2009; Emerson, 1895, p. 9), e que se negou "a desistir de sua grande ambição por conhecimento em nome de qualquer ofício limitado, buscando um chamado muito mais amplo: a arte de viver bem" (Emerson, 1895, p. 6). Para nada disso Thoreau precisou de sindicatos, governos, associações de classe ou o que fosse; bastou-lhe sua própria consciência e disposição.

Thoreau inspirou movimentos da contracultura do século XX, como os hippies, e se tornou uma espécie de patrono informal da simplicidade voluntária. Mas o significado de sua vida e de sua obra mais conhecida, *Walden*, vai além da mera opção por ignorar a sedução material e suas consequências indesejáveis; está na coragem de enfrentar expectativas e pressões alheias em nome de suas convicções pessoais. A simplificação encaixa-se perfeitamente nesse caso, mas não apenas nele; a vida é cheia de exemplos de escravidão autoimposta, entendida aqui no sentido thoreauviano, como a submissão irrefletida ou contrariada aos ditames sociais e a seus signos de reconhecimento[16]. Sua mensagem, por esse motivo, vale *inclusive* para quem pensa em simplificar a vida, e não somente para estes – o que explica a popularidade de Thoreau ao longo de um século e meio, a despeito das eventuais tentativas de desconstruí-lo.

"Só amanhece o dia para o qual estamos acordados" (Thoreau, 2007, p. 259), escreveu ele no último parágrafo de *Walden*, parecendo antecipar que sua vida e obra sobreviveriam ao tempo como um convite ao despertar.

...

Concord já não esconde mais Thoreau em seus folhetos turísticos. Pelo contrário: no museu da cidade está exposta a mobília original da casa em que viveu por dois anos, junto de alguns objetos pessoais. No bosque há uma réplica da casa e uma estátua sua, em bronze. Dez anos depois da morte de Thoreau, um amigo deixou uma pedra no local que havia abrigado sua casa, como forma de homenagem. Atualmente, não raro peregrinos acorrem a Walden em *turning points* de suas vidas, em busca de inspiração e coragem. E deixam pedras no local onde ficava a casa de Thoreau, prestando tributo ao homem que, ouvindo um tambor diferente, ousou inventar a própria liberdade.

---

[16] Expressão utilizada por Nelson (2000).

CAPÍTULO 5
DEPOIS DAQUELE BOSQUE

Thoreau foi o pai de todos os *simplifiers*, mesmo daqueles que só influenciaria indiretamente. Britânicos contemporâneos seus fundaram em 1883 – mais de vinte anos depois da morte do escritor norte-americano, portanto – a Fellowship of the New Life, uma associação voltada a promover alguns princípios com os quais o autor de *Walden* comungava, entre os quais o da vida simples. Um dos membros fundadores da Fellowship era Henry Salt, primeiro biógrafo de Thoreau. Na mesma época, um outro inglês, Edward Carpenter, criou no noroeste do país uma comunidade autossustentável, baseada na vida simples, no trabalho manual e na não separação de classes.

Em terras norte-americanas, George Noyes ficou conhecido como o "Thoreau do Maine", em referência ao seu estado natal. Em 1890, Noyes foi viver numa comunidade de artistas no estado vizinho, New Hampshire. Lá manteve um diário no qual registrou reflexões sobre diversos temas, entre os quais as aflições da vida moderna e das regras sociais às quais seus contemporâneos se submetiam.

No século seguinte, a Grande Depressão tornou-se época profícua para que o pensamento pró-simplicidade prosperasse. Como se viu no capítulo anterior, *Walden* encontrou o ápice de sua redescoberta justamente nesse período, graças em parte à veiculação condensada de seu conteúdo em uma revista de circulação nacional. Em 1933, John Powys lançou *A Philosophy of Solitude* (Uma Filosofia da Solidão), ensaio no qual lamentava o estado das coisas na América daquele tempo. Em meio à crise econômica, Powys via a simplificação como uma saída para o abismo no qual o país se metera. "Simplificar, simplificar! Esta é a saída para o nosso imbróglio atual", escreveu ele. Em vez de viver no ritmo das máquinas e dos desejos emulados pelo capitalismo, Powys acreditava que cada um deveria promover um mergulho para dentro de si e encontrar, na simplificação de seus desejos e de seu modo de vida, uma forma de responder às inquietações daqueles tempos.

Responder a inquietações, no caso às suas próprias, também era o objetivo de Ralph Borsodi. E ele nem precisava que estourasse uma crise financeira para que o desassossego com a emergente sociedade norte-americana, urbana, produtivista e novidadeira, o acometesse. Consultor de empresas na Nova York dos anos 1920 e somando pouco mais de 30 anos, foi morar com a mulher e os dois filhos em uma área atualmente considerada um subúrbio de Manhattan, mas que, à época, era tratada como "interior", devido à distância e aos ares rurais. Em Nova York, os Borsodi viviam em uma casa *alugada*, *compravam* comida, roupa e mobília das lojas locais e eram *dependentes* da instável atividade de consultoria – e os itálicos em algumas das palavras dessa frase fazem jus à maneira como o próprio Borsodi as grafou em livro sobre a empreitada, na intenção de enfatizar as limitações da vida na cidade. Viviam em Nova York e não conseguiam aproveitar a cidade, segundo ele, pois "éramos inseguros financeiramente e nunca sabíamos se poderíamos ficar sem trabalho" (Borsodi, 1933, p. 1). E não só: "faltava-nos o sabor de viver com saúde verdadeira e sofríamos todas as pequenas e às vezes grandes indisposições advindas de muita agitação, comida artificial em excesso, muito trabalho sedentário, além de fumaça, barulho e poeira em demasia" (idem, p. 1). Aproveitaram uma circunstância – a venda da casa na qual moravam e a pouca oferta de imóveis na cidade – para adquirir uma casa modesta a uma hora e quinze minutos de Nova York. "Casa" em termos, e "modesta" é elogio; uma construção, na verdade, ou uma carcaça de casa, na qual não existia encanamento, luz elétrica, água corrente ou qualquer outra melhoria capaz de torná-la imediatamente habitável, ainda que pelos padrões da época, bem mais modestos que os atuais.

Deram início, então, ao que Borsodi chamou de "o experimento". Aprenderam a cultivar vegetais e frutas, a criar galinhas e a fazer a própria roupa, tudo para a subsistência. Se houvesse qualquer excedente, a produção era imediatamente reduzida, em nome de outra atividade – nem que fosse aprender a produzir o que ainda compravam de terceiros. Foram melhorando a casa aos poucos, a ponto de dotá-la de piscina e quadra de tênis. Depois de uma década vivendo assim, comprando o mínimo necessário e produzindo boa parte do que utilizavam no dia a dia, concluíram ser "possível viver de forma mais confortável no campo do que na cidade, com segurança, independência e liberdade" (idem, p. 5).

...

Ao mesmo tempo que Ralph Borsodi e família iniciavam a experiência de uma vida autossuficiente, outro casal nova-iorquino começava aventura semelhante. Só que, em vez de se mudarem para os arredores da cidade grande, estenderam a viagem às montanhas do estado vizinho, Vermont, na fronteira com o Canadá. O ano era 1932, e o casal, Scott e Helen Nearing.

Seus objetivos não diferiam muito dos de Borsodi. Queriam, em primeiro lugar, afastar-se do recessivo mercado de trabalho dos anos 1930 e da dependência das empresas para obter o que precisavam no dia a dia. Em segundo, almejavam uma vida mais saudável, contato com a natureza e alimentação orgânica e vegetariana. E, em terceiro, pretendiam assim fazer da própria vida um pequeno manifesto político, uma insurgência contra a exploração do trabalho alheio e a destruição ambiental. O resultado esperado era uma vida mais simples, com mais tempo para a contemplação e o lazer e, consequentemente, menos marcada pela tensão e pela ansiedade; para trás ficaria a confusão típica da metrópole e todos os seus subprodutos negativos.

O casal Nearing não dispensava a crítica ao *status quo*; o objetivo do sistema econômico não deveria ser proporcionar acúmulo de riqueza, e sim tornar melhor a vida das pessoas. Prover o necessário para a dignidade humana bastava. Como prova, se dispunham, em Vermont, a não trabalhar para ganhar dinheiro, e sim para prover o essencial; uma vez ele estivesse garantido, o trabalho cessaria imediatamente. E assim foi, tanto em Vermont, onde ficaram por duas décadas, quanto no Maine, estado no qual fixaram residência nos anos 1970.

Borsodi e o casal Nearing eram da Nova York das primeiras décadas do século passado, e tiveram suas jornadas em busca da simplificação visivelmente influenciadas pela Grande Depressão. É ocioso imaginar o que ocorreria caso os tempos fossem mais auspiciosos economicamente, mas é legítimo supor que, se não foi determinante, a crise ao menos funcionou como catalisador do processo.

Na década de 1960, os Estados Unidos vivenciavam situação bem diferente da de vinte ou trinta anos antes, produzindo e consumindo como nunca. Não havia nenhuma crise no horizonte, muito pelo contrário, e quem sabe justamente por isso sobrasse tempo e atenção para preocupações menos mundanas. Na Costa Oeste do país, a Universidade de Berkeley, na Califórnia, era um dos palcos privilegiados da contracultura que moldaria o comportamento de muitos jovens daquela década e da seguinte – e que, entre outras, transformaria a vida de John Robbins.

Filho de um milionário e herdeiro de uma rede de sorveterias, Robbins estava, nas próprias palavras, "tão perdido em uma família que era muito materialista, tão desolado, vazio, temeroso, que sentia faltar algo [...]. E isso, obviamente, não era material" (Miller, 2009). Influenciado pelas filosofias orientais, pelo ativismo dos direitos dos negros e contra a guerra do Vietnã, pela macrobiótica e pelo vegetarianismo, Robbins não viu mais sentido em se preparar para assumir uma companhia que vendia produtos que contrariavam seu ideal de alimentação, menos ainda em nome de uma família com ideais opostos aos seus – "em que a religião era o capitalismo" (idem), e o pai, filiado ao Partido Republicano, cogitado para concorrer ao governo do estado.

Robbins renunciou à fortuna do pai para levar uma vida autossustentável com a namorada num confim rural do Canadá. Com ela, que se tornaria sua esposa, Robbins viveu por quase duas décadas em uma casa erguida por eles mesmos, alimentando-se do que plantavam, sem luz elétrica e gastando meros quinhentos dólares por ano. Retornaram para os arredores da Califórnia nos anos 1980, quando Robbins escreveu um bem-sucedido livro sobre alimentação saudável e passou a se dedicar à rotina de escritor e palestrante das causas ambiental, do bem-estar animal e do vegetarianismo.

Os livros e as palestras lhe rendiam dividendos expressivos, os quais seu estilo de vida frugal poderia dispensar, não fosse por um detalhe: seus netos, gêmeos, eram portadores de necessidades especiais, o que tornava todo e qualquer cuidado com as crianças mais custoso. Pensando em garantir uma reserva para os meninos, aplicou todas as suas economias em um fundo de investimento que acabaria tragado pela crise de 2008. Desapontado consigo mesmo, ouviu da mulher: "Pense em todas as pessoas que venderam suas almas pelo dinheiro. Elas trabalham no que não gostam e fazendo coisas que são de muito pouco valor para os outros, mas o fazem apenas pelo dinheiro. Se você tivesse vendido sua alma dando continuidade aos negócios de seu pai, ganhado um montão de dinheiro e o perdido, o que você teria? Essa perda não macula o seu trabalho nem um pouco, nem a pessoa que você se tornou" (Miller, 2009).

Robbins escreveu um livro sobre o assunto: *The New Good Life: Living Better than Ever in an Age of Less* (A Nova Boa Vida: Vivendo Melhor do que Nunca na Era do Menos), no qual encorajava os leitores a se tornarem "financeiramente livres", adotando uma "nova frugalidade". Lamentoso dos valores norte-americanos, que definem "sucesso em termos de acumulação de coisas", e vindo de uma família na qual "tudo era medido em termos financeiros", Robbins falava do assunto com autoridade; abriu mão da riqueza, reconquistou-a com a popularidade de suas ideias contracorrente e perdeu-a no cassino do *establishment* – e, nesse percurso todo, não transigiu em seus princípios. O dinheiro se fora, mas Robbins orgulhosamente podia afirmar: "eu tenho a minha integridade" (idem).

...

Kevin Johnson não vinha de família abastada, mas o roteiro de vida que sonhara para si possivelmente não diferia muito daquele traçado no imaginário por e para Robbins: formar-se, constituir família e trabalhar para sustentar um padrão de vida confortável. Johnson, no entanto, era um projetista assalariado no instável setor petroquímico da década de 1990. Com a Guerra do Golfo, em 1991, passou a viver uma fase marcada por sucessivas demissões e recontratações por curtos períodos que fizeram mal ao seu bolso e à sua autoestima. Kevin e a mulher, Donna, não viam alternativa a não ser abandonar a vida que levavam em nome de outra, mais frugal. Arriscaram-se a pegar um empréstimo de 9 mil dólares junto a um banco e a adquirir um terreno em uma comunidade a pouco menos de cem quilômetros da cidade em que moravam, no estado de Louisiana, sul dos Estados Unidos. Repetiram o roteiro de antecessores mais famosos, como os Borsodi e os Nearing: plantações e animais para subsistência, uma casa construída com as próprias mãos, tempo livre à disposição e trabalhos temporários aqui e acolá para garantir algum dinheiro.

Um deles, aliás, era produzir pão integral caseiro e vendê-lo a vizinhos e conhecidos. Um negócio que prosperou, a ponto de não darem conta da demanda. Foram aconselhados a profissionalizar a produção e a expandi-la. O casal negou-se:

> Para expandir [...] teríamos que nos endividar para comprar equipamentos profissionais, trabalhar por mais tempo e enfrentar a montanha burocrática de permissões, códigos, taxas e restrições. O resultado seria que o simples, autêntico e caseiro pão que nossos clientes adoravam seria sacrificado [...]. Nós cairíamos na mesma velha armadilha, nos endividando e sacrificando nossa liberdade e qualidade de vida por um trabalho (Philippe-Johnson, 2005, p. 49).

Recusaram, também, propostas de transformar o local em que moravam em espaço para retiros e *workshops*, e de produzir livros e vídeos divulgando seu estilo de vida. Queriam distância daqueles que consideravam oportunistas e pouco interessados no modo como viviam – um estilo que, na visão de Donna, não estava totalmente divorciado "do sistema", mas constituía um "meio-termo entre a pobreza e o excesso" (Johnson, s/d).

Com despesas modestas, passaram a viver com 6 mil dólares por ano, amealhados com a venda de pães e trabalhos esporádicos. Como eles mesmos gostavam de afirmar: "[...] se você adotar um estilo de vida prático e simples, não precisará de muito dinheiro para mantê-lo" (Philippe-Johnson, 2009). Era o que faziam.

Transformar o *lifestyle* alternativo num caça-níquel ou investir em um negócio próprio com pretensões de fazê-lo crescer, como no caso dos pães, seria subverter as crenças que os haviam empurrado para longe da cidade e que eles haviam consolidado desde então. O casal não se importava de fazer o papel de autores de autoajuda, dando conselhos a quem interessasse sobre como mudar de vida; mas fazia isso gratuitamente, através de sua página na Web. Pela experiência de observar outros tentando adotar a simplificação sem sucesso, advertiam: "A ruína de muitas pessoas que gostariam de romper os laços de estresse e escravidão em relação ao sistema é a sua tendência a pensar muito grande. Mas temos que nos dar conta de que isso foi inculcado em nós pela sociedade industrial e pelas empresas de crédito, todos sequiosos de estimular e alimentar nossos desejos insaciáveis" (Philippe-Johnson, 2005, p. 50).

E aconselham ainda hoje: "Pense pequeno!" (Philippe-Johnson, 2009).

・・・

Pensar pequeno é algo que aparentemente ofende o *mindset* norte-americano, forjado à base de ambição e megalomania. Culturas, porém, são construídas através de embates nos quais diferentes visões de mundo competem por uma hegemonia. Vencer a disputa depende tanto de um persuasivo *soft power* quanto de alguma força bruta, e nesse caso não foi diferente.

O livre mercado nunca foi consenso nos Estados Unidos. Primeiro, em função da exploração do trabalho, especialmente o de menor qualificação, no chão de fábrica. Jornadas muito acima das atuais oito horas não poupavam gênero nem idade no século XIX e princípio do XX; em condições precárias, mulheres e crianças dividiam linhas de produção com homens, seis dias por semana. O excesso de mão de obra barata conduzia à acumulação de capital e intensificava a desigualdade, fomentando a indignação.

Segundo, pela liberdade excessiva da qual desfrutava o capital financeiro – uma das causas da quebra da bolsa de Nova

York em 1929 e da consequente Grande Depressão dos anos seguintes, que arruinariam negócios e famílias e jogaram os Estados Unidos na pior recessão da sua história.

Para os dois casos, trabalho e finanças, a solução foi a intervenção estatal, que disciplinou direitos e deveres a fim de tornar o ambiente econômico menos *selvagem* – palavra especialmente apropriada para uma sociedade que tomava os conceitos de Charles Darwin emprestados para explicar seu *modus operandi*. Com frequência, a justificação moral para a riqueza acumulada por alguns poucos derivava da teoria da seleção natural: os mais capazes (ou adaptados, que fosse) venciam nos mundos animal e humano. Subjazia, portanto, um quê de justiça às dores e às delícias que cada indivíduo experimentava em seu cotidiano, tal qual ocorria entre as outras espécies.

Com o tempo, vencer ou perder tornou-se não uma fatalidade ou um capricho do sistema, e sim uma questão de mérito pessoal. A América permitia que a identidade pessoal de *winner* ou *loser* fosse construída pelo próprio sujeito, e não herdada. Passou-se a acreditar menos que o fracasso decorresse do excesso de ambição do que seu contrário, pois a falta de disposição para correr riscos e a ausência de talento seriam os reais sabotadores dos indivíduos. Causas de fracasso ou sucesso residiam no homem, e não no seu entorno (Sandage, 2005), e os que quisessem "fazer a América" eram instados a aderir a esse ideário; a propalada diversidade étnica e cultural do país escondia uma conformação forçada ao *status quo*.

O resultado de tamanho empenho ideológico foi um país relativamente estável do ponto de vista social. A despeito da forte organização sindical e de um ou outro partido político de menor expressão surgido ao longo do século passado, praticamente inexistiu algo como uma "luta de classes" nos Estados Unidos, mesmo diante de desigualdades de renda crescentes – se o indivíduo é visto como o responsável por tudo o que lhe acontece, não faria sentido mesmo rebelar-se contra "o sistema".

As histórias dos Borsodi, Nearing, Robbins e Johnson são produtos dessas tensões, que poderiam ser definidas como uma primeira fase de embates entre visões divergentes sobre o que, afinal, constituiria o *modus vivendi* apropriado para os norte-americanos. Os vencidos irresignaram-se a seu modo, optando por "cair fora" e propagar publicamente sua opção. A etapa seguinte dessa batalha teria início no fim do século XX, depois de os Estados Unidos terem atravessado, em um período de trinta anos, três grandes euforias consumistas (todas seguidas por ressacas de igual magnitude) e disseminado um pouco de seu *lifestyle* pelo mundo.

...

Lifestyle que Kelly Sutton contrariou desde que, em meados da segunda década deste século, passou a advogar o "culto ao menos". Depois de se dar conta de que boa parte das coisas que mantinha em seu apartamento em Nova York era desnecessária, Sutton impôs-se um desafio: fazer todos os seus pertences caberem em duas malas de viagem e duas caixas com cinquenta centímetros cúbicos cada. O que não fosse de fato relevante seria vendido pela internet.

No site que criou, Sutton pôs um inventário de tudo o que possuía e, pela Web mesmo, vendeu ou doou boa parte de seu "patrimônio": livros, uma bicicleta e seus apetrechos, máquina fotográfica, uma caneta Bic, calçados e camisetas, entre outras coisas. Ficou apenas com os aparelhos eletrônicos, algumas roupas e outras coisas que considerava essenciais.

O também norte-americano David Bruno fez coisa parecida. Decidiu reduzir a cem o número de objetos que possuía. Criou um blog para relatar o "desafio das cem coisas", consultando os leitores a respeito do que deveria ficar ou partir.

Abriu mão de brinquedos do tempo de criança, bicicleta ergométrica, computador fora de uso e outras tralhas. E começou a usar o blog para incentivar seus leitores a fazerem o mesmo.

Enquanto Bruno seguiu morando em uma confortável e espaçosa casa no subúrbio norte-americano, Graham Hill mudou-se para um apartamento de menos de quarenta metros quadrados em Nova York. Nos anos 1990, Hill amealhou alguns milhões ao vender sua *start-up* de tecnologia nos bons tempos da bolha da internet. Comprou um casarão, recheou-o de novidades tecnológicas, eletrodomésticos, carros e, algum tempo depois, "aquelas coisas acabaram controlando a minha vida [...]; as coisas que consumi acabaram por me consumir" (Hill, 2013). Como continuou trabalhando muito, não dispunha de tempo livre, o que o levou a contratar um *personal shopper*, encarregado de ir às lojas escolher o que comprar em nome de Hill. O sujeito visitava os pontos de venda e fotografava as mercadorias para que Hill as escolhesse depois.

"Logo eu estava entorpecido por tudo isso", recordaria ele anos mais tarde, "e comecei a me perguntar por que eu não me sentia melhor, e me sentia até mais ansioso que antes, se teoricamente melhorara de vida. Minha vida estava desnecessariamente complicada" (Hill, 2013). A essa consciência somou-se a súbita paixão por uma estrangeira, que o levou a viajar pelo mundo em companhia da amada, carregando só o essencial. O relacionamento acabou, mas o princípio da vida simples e leve se manteve. Hill desfez-se de muita coisa e só conservou o que, de fato, lhe seria útil ou imprescindível no dia a dia. Mudou-se para o tal estúdio nova-iorquino de quarenta metros quadrados e virou um embaixador do "menos é mais", que batizou de Life Edited ("vida editada"), promovendo via internet produtos e serviços que permitiriam às pessoas viver com menos coisas e em espaços menores. Nele, incentivava as pessoas a, como diz no próprio *slogan*, planejar a própria vida de modo a "incluir mais dinheiro, saúde e felicidade com menos coisas, espaço e energia". Em um artigo contando sua trajetória, Hill valeu-se de uma frase de efeito para resumir como se sente atualmente: "meu espaço é pequeno. Minha vida é grande" (Hill, 2013).

...

Quase nenhuma dessas recentes personagens brevemente descritas anteriormente fala em simplicidade voluntária, ou mesmo em simplificação (a exceção é David Bruno, que convoca explicitamente os leitores a fugirem do consumismo e a simplificarem suas vidas). Mas todos compartilham de sentimentos e princípios de *simplifiers* do passado. Sutton, Bruno e Hill são representantes típicos de uma fração da população norte-americana que se sente menos motivada do que oprimida pelo excesso. Para eles, exauriu-se o bem-estar que a afluência material poderia entregar e restaram apenas suas consequências deletérias, como a ansiedade e a frustração. O espírito consumista norte-americano simplesmente passou do ponto, como uma carne que, deixada ao fogo por tempo demais, acaba intragável.

Por quê? Conforme alguns estudiosos, devido a um desequilíbrio entre os princípios que regem a sociedade de consumo e a psique dos cidadãos. A segunda, herdada de nossos antepassados, não foi feita para o ritmo e as exigências da primeira, produzida pela cultura – e o resultado é uma espécie de adoecimento mental coletivo. O "desejo, se reforçado continuamente, irá incitar a inveja e sobrepujar a razão", e os norte-americanos seriam vítimas disso, diz o pesquisador Peter Whybrow (2005, p. 15). O padrão material de vida cresceu fortemente desde o pós-Segunda Guerra nos Estados Unidos, mas o índice de felicidade dos cidadãos norte-americanos, não. Se nos depressivos anos 1930 eram a pobreza e a falta de perspectivas que minavam o moral, duas décadas depois o problema começou a ser o excesso, gerador de uma insuspeita ansiedade da escolha e de uma curiosa negação da abundância – a inafastável sensação de viver pior do que de fato se vive, dado o descompasso entre ambição e conquista.

Vistas assim, as decisões dos primeiros *simplifiers*, lá da década de 1920, e dos mais recentes divulgadores da "vida editada" ou do "culto ao menos", soam como inteligentes medidas para conservar a saúde mental. A questão, entretanto, é que eles são minoria, mesmo entre a numerosa classe média norte-americana, que pode se permitir tentativas de *downshifting* (palavra usada para definir a simplicidade voluntária moderada). É de perguntar se os demais norte-americanos estariam tão entorpecidos pelo trabalho e pelo consumo que seriam incapazes de perceber quão autodestrutivo é seu estilo de vida. Se os benefícios do livre mercado e da sociedade de consumo foram mitificados, como tanto acusam seus detratores, não o teria sido também a "doença americana", quem sabe mais um exagero retórico propício às batalhas ideológicas do que uma realidade comprovável? Os *simplifiers*, sabe-se, sentiam-se oprimidos, insatisfeitos, infelizes, e é provável que tantos outros compartilhem dessas sensações sem, no entanto, disporem-se (ou se encorajarem) a mudar. Mas... e quanto a todos os demais? Vivem vidas de "desespero silencioso", como dizia Thoreau de seus contemporâneos de Concord?

...

Transpor a problemática norte-americana para o Brasil é uma óbvia temeridade, dadas as diferenças econômicas e culturais entre os dois países. O acesso à boa parte dos confortos materiais da vida moderna – carro, eletrodomésticos, computadores – ganhou maior impulso por aqui apenas nos anos 1990, e ainda assim há um longo caminho a percorrer até sua definitiva universalização. Não há por que falar, portanto, em saturação do consumo ou algo do gênero. Há, também, uma evidente distância de princípios a nortear seus cidadãos. Brasileiros são menos preocupados com o sucesso profissional e monetário, e tendem a conferir mais importância à vida afetiva e social. Isso ajuda a formar anticorpos contra boa parte das frustrações das quais se diz sofrer o norte-americano médio, visto que a satisfação com a própria vida ancora-se em mais de uma dimensão da existência. A renda *per capita* norte-americana é quatro vezes maior que a brasileira, por exemplo, mas nos indicadores de bem-estar subjetivo a diferença entre os dois países é bem menos significativa: 7,2 contra 6,8, em uma escala de zero a dez (OECD, 2011).

Por outro lado, é fato que as transformações sociais e econômicas das últimas duas ou três décadas aproximaram o estilo de vida dos principais centros urbanos brasileiros daqueles encontrados nos países desenvolvidos, os Estados Unidos em particular. O trabalho consome mais o tempo e as preocupações do cidadão médio. As cidades se tornaram menos viáveis e aprazíveis, em virtude da mobilidade prejudicada e dos passivos ambientais e urbanísticos que o crescimento demográfico legou. A sensação de insegurança cresceu, mesmo que os índices de criminalidade por vezes sugiram não haver motivo para tanto. A alimentação piorou e o ritmo das atividades diárias intensificou-se. Como resultado, o contato humano mais profundo – com vizinhos, parentes e amigos – diminuiu. Tem-se a sensação de que a vida está mais voltada às obrigações práticas do que ao desfrute, ao menos como o entendíamos em outros tempos. Se é bem verdade que, materialmente, vive-se melhor hoje, e que o maior acesso à cultura e à educação alargou horizontes e possibilidades, reina em parte da classe média urbana brasileira uma sensação de que, se a vida não piorou, ao menos ficou mais complicada. E a complicação, sabemos bem, pede como antídoto a simplificação.

Nas próximas páginas, são contadas as histórias de alguns brasileiros que optaram por fazer como vários dos norte-americanos citados ao longo dos últimos capítulos, abrindo mão de estilos de vida ditos convencionais em nome de outros, materialmente menos generosos, mas mais recompensadores do ponto de vista subjetivo. Ou que, diferentemente, nem sequer fizeram esse movimento, pois exercitam desde sempre uma autodisciplina dos desejos, uma parcimônia dos quereres que os faz abraçar uma frugalidade incomum. Ou, ainda, aqueles que, tais quais expoentes estrangeiros recentes, decidiram apenas editar a própria vida, sem radicalismos e sem erguer bandeiras.

Todos, cujos nomes reais são mencionados, em algum momento da vida pareceram ouvir Thoreau cochichar-lhes no ouvido, mesmo sem nunca terem tomado conhecimento do escritor norte-americano: "simplifique, simplifique, simplifique!".

CAPÍTULO 6
NÃO QUERER É PODER

Numa tarde de domingo qualquer, Danuza Leão dedicava-se ao seu peculiar hábito de ler os classificados dos jornais, mesmo quando não pensava em comprar ou vender imóvel, carro ou o que quer que fosse, quando deparou com o anúncio de um apartamento em Ipanema, zona sul do Rio. Parecia interessante: um imóvel antigo, reformado, com sala e quarto integrados, de frente para a praia. Ligou para o corretor na mesma hora e agendou uma visita para dali a pouco. Viu, gostou e... comprou.

Uma decisão meio impulsiva, mas nem tão surpreendente para alguém que, ao longo da vida, mudou-se de casa 36 vezes, entre Brasil e exterior, não fosse por um detalhe: Danuza vinha de um apartamento bem maior, com três quartos, duas salas, dois banheiros, quarto de empregada e tudo o mais, e agora precisava fazer caber suas coisas na metade do espaço, ou menos.

E aí estava um desafio inédito: Danuza teria de, pela primeira vez na vida, exercitar o desapego, para que a mudança se concretizasse. Teria, enfim, de simplificar.

– Quando você tem um apartamento com espaço, vai acumulando. Tem lugar? Então vai guardando – reconhece ela.

O desafio lhe causou certo pavor:

– Depois que estava tudo resolvido, eu cheguei para entrar no apartamento novo e falei: "Não vou conseguir. As minhas coisas, literalmente, não vão caber aqui dentro". Eu olhei e disse: "O que eu faço? O que se faz com livros, prata, cristais, louça, roupa?". Começou a me dar uma angústia, uma angústia, não sabia o que fazer...

Uns dias a mais de reflexão e Danuza decidiu-se: "Vai ter que acontecer!". Respirou fundo e pôs em prática uma operação descarte, iniciada pela biblioteca. Colocou todos os livros em cima da mesa e selecionou os que iam para o novo apartamento e aqueles cujo destino era o sebo. Ficou com um terço das obras. Assim procedeu também com todos os departamentos da casa: ia para o novo apartamento de fita métrica, comparava as medidas dos dois imóveis e concluía que tudo aquilo que ocupava 2,20 metros numa moradia teria de caber em 1,30 metro noutra – inclusive as roupas, tema sensível para qualquer mulher e em especial para ela, que acumulara peças de estilistas famosos ao longo da vida. Modelos Valentino, Yves Saint Laurent e que tais foram vendidos para uma aficionada por moda; as peças mais comuns, doadas.

– Eu me mudei, e as coisas deram. Os livros deram na estante, minha roupa coube no armário, e ainda tem duas gavetas sobrando, vazias.

"Deram" e "couberam", mas o processo não foi fácil, principalmente porque Danuza, nas próprias palavras, havia sido uma "consumidora voraz" ao longo de boa parte da vida. A cada ida ao exterior, comprava tudo o que queria em quantidade, pois não existiam opções semelhantes no Brasil – e, muitas vezes, nem chegava a usar o que trazia de fora.

– Olha, André, foi duro, viu? Não só duro dentro da minha cabeça, como foi duro fisicamente. Mas aí foi ficando tão fácil, tão mais fácil… que eu me desapeguei.

Um desapego que começara dez anos antes, quando Danuza fez o que, em outros tempos, lhe parecia impensável: vendeu o carro e passou a se deslocar a pé e de táxi pela zona sul do Rio, um modo que, acabaria por descobrir, era mais barato e prático. Um primeiro sinal de que estava disposta a repensar um pouco seu estilo de vida, logo adiante acrescido por um pensamento que volta e meia lhe assaltava em sua moradia anterior: "Que coisa estranha, por que eu moro num apartamento desses se eu não uso?". Percebeu que na sala de jantar havia uma mesa que comportava dez pessoas e que nunca, jamais, recebera qualquer comensal – nem mesmo ela, habituada a comer em uma bandeja, sentada no sofá.

Foi necessário um tempo de maturação e o impulso do novo apartamento para que o desapego se concretizasse, fazendo com que velhos hábitos – ou nem tão velhos assim, pois presentes até dias antes da mudança – parecessem, aos olhos de Danuza, absurdos:

– Você acredita que para limpar as minhas pratas eu tinha uma pessoa que vinha uma vez por mês e que passava o dia inteiro sentada no chão da minha sala, limpando?

O processo de simplificação não acabou, e Danuza faz planos de prossegui-lo justamente no departamento mais difícil: o *closet*. Diz que precisa reunir coragem para analisá-lo mais criticamente.

– Eu tenho roupa demais. Outro dia contei; eu tenho mais de trinta calças compridas. Não precisa, né? Se eu tiver dois jeans, uma calça preta de sair à noite, umas duas brancas de verão e umas duas coloridas, estou falando de sete calças. Está resolvido o problema, né? Eu tenho mais de trinta, está errado! Eu não tenho nem mais tempo. Se eu viver cem anos, não vou ter tempo de usar aquilo tudo!

Da experiência simplificadora – estendida, por sinal, às suas recorrentes viagens internacionais, que "antes eram uma tragédia e hoje em dia são uma brincadeira; cada vez que viajo, levo menos roupa" –, ficaram as reflexões. Primeiro, a de que pode ser um processo solitário, no qual decisões aparentemente banais para os outros revestem-se de complexidade e tempero emocional para o *simplifier*.

– Ninguém está nem aí para ajudar você em nada, né? Nem analista ajuda você nessa hora.

Trata-se, no entanto, de um apoio que faz diferença no momento de levar os planos de simplificação adiante. Ao descrever sua experiência no livro *É Tudo Tão Simples*, Danuza começou a receber e-mails de pessoas que, a partir da leitura, sentiram-se encorajadas a fazer o mesmo.

– É como se eu tivesse dado um aval para as pessoas poderem fazer, entende? Aliás, é o mesmo aval que eu queria que alguém tivesse me dado e que faltou, porque teria ajudado muito.

Segundo, que a simplificação, no seu caso, refletiu uma trajetória, uma história de vida – que até pode guardar semelhanças com outras, mas é fundamentalmente particular, e não necessariamente aplicável aos outros:

– Eu acho que isso só acontece com pessoas com experiência de vida – diz ela, desenhando um arco no papel com a unha. – Quem puder encontrar exatamente a essência aos 25 anos, maravilhoso. Mas é raro. Você só chega a isso depois de ter passado por um longo caminho. Eu já vi tudo, já fui a todas as festas, fiz todas as viagens, já tive vida de rica, vida de carro com motorista. Foi preciso ter tido tudo isso para eu perceber que isso não tem a menor importância.

...

Danuza foi implacável com boa parte das coisas que guardou ao longo do tempo e censurou o próprio comportamento por diversas vezes enquanto falava, mas talvez não devesse ser tão rigorosa consigo – acumular é humano, afinal. Ainda que nem todo mundo disponha de um amplo apartamento no qual guardar coisas e mais coisas, o gosto por possuir objetos é um traço que distingue o homem de outros animais. Primatas podem construir ferramentas para auxiliar na coleta de alimentos, por exemplo, mas perdem o interesse nelas uma vez sua missão tenha sido cumprida. Nós, não. Conseguimos criar vínculos emocionais com determinados objetos a despeito de seu valor monetário ou de sua utilidade. Nosso senso de *self*, aliás, abrange nossas posses; somos também o que possuímos. Perder ou abrir mão de algo, por consequência, não é nada fácil.

Que o digam algumas figuras ilustres e insuspeitas da História. Sigmund Freud, por exemplo. O pai da psicanálise, um sujeito que aos olhos atuais parece tão austero, formal e impenetrável, tinha um fraco por livros e, principalmente, esculturas antigas. Os primeiros colecionou na juventude, muito em função dos estudos, claro, mas também de uma curiosidade intelectual incomum. Seu leque de assuntos de interesse não se restringia à medicina e ao comportamento, abrangendo história, antropologia e literatura de ficção, entre outros. Segundo uma pesquisadora, "embora lhe faltassem espaço e dinheiro" para cultivar a paixão pelos livros, Freud "não permitia que essa limitação o refreasse" (Burke, 2010, p. 45). Não permitia mesmo; "sem dinheiro", o criador da psicanálise "contraiu dívidas para comprar mais" livros (idem, p. 45).

Mas foram as esculturas e estátuas antigas sua paixão mais conhecida e duradoura. Durante aproximadamente quarenta anos, Freud as colecionou de maneira quase obsessiva; em determinadas épocas, comprava a média de uma peça por semana, em antiquários de Viena e de outras capitais europeias, quando em viagem. Seu passatempo preferido quando fora da cidade natal, aliás, era justamente visitar lojas de antiguidades, museus e sítios históricos. Tinha tanto apego pelos seus "deuses velhos e encardidos" (idem, p. 167), forma pela qual se referia às imagens de figuras mitológicas e personagens históricos de Egito, Grécia e Oriente, que levava todos para a casa de férias, durante o verão. Uma logística impensável nos dias de hoje, mas à qual ele se dedicava a cada ano, e que incluía parte de sua biblioteca também.

No fim da vida, Freud detinha mais de 2 mil peças, boa parte delas devidamente catalogada. Gostava de tê-las por perto enquanto estudava e escrevia e, logo que comprava um item novo, punha-o para "jantar" com ele, na mesa de refeições, logo à frente do prato. Tinha gosto por tocar as estátuas, manuseá-las, mostrá-las a visitantes e pacientes, descrevendo-as em detalhes. Orgulhava-se do que acumulara e, embora enfrentasse agruras financeiras recorrentes, não deixava de comprar. E, mais importante, parecia compreender o prazer e – por que não? – o efeito terapêutico que os objetos proporcionavam. Certa vez, chegou a recomendar a Martha, então sua noiva, que adquirisse uma roupa nova: "não se prive [...] de qualquer pequeno luxo; eu não faço isso" (idem, p. 60).

Tanto não fez que, pouco antes de morrer, "mal podia se mover em seu gabinete por causa do número de antiguidades" (idem, p. 345). Hoje, talvez um colega de profissão o catalogasse como "acumulador", rótulo para o qual provavelmente o velho Sig não desse a mínima, pois, como confessou a Carl Gustav Jung, um de seus discípulos, sabia bem necessitar ter sempre "um objeto para amar" (idem, p. 10).

...

É de pensar o que Freud diria sobre a literatura de aconselhamento da simplicidade voluntária. Não raro, como medida número um dos manuais de simplificação, consta justamente a "limpa" em armários, gavetas e prateleiras. O princípio defendido é de que é necessário livrar-se do excesso de objetos que "polui" visual e animicamente um lar, a fim de alcançar serenidade e clareza de pensamento.

Algum fundo de verdade existe nessa proposição. Antropólogos da Universidade da Califórnia, Los Angeles (Ucla), passaram quatro anos frequentando e fotografando as casas de 32 famílias de classe média daquele estado norte-americano, a fim de flagrar o cenário material no qual viviam. Descobriram que as casas norte-americanas eram como o gabinete de Freud: lotadas de coisas. De cada quatro garagens visitadas, em três não havia espaço para guardar um carro sequer, tamanha a quantidade de tralha.

Um dos responsáveis pela pesquisa reconheceu que "é difícil encontrar tempo para separar, organizar e administrar todas as coisas" que uma família acumula. Os livros pró-simplificação dizem o mesmo. Tanto que costumam afirmar que a operação joga-fora tende a ser difícil inicialmente, mas oferece como recompensa a sensação de "libertação" – para ficar numa palavra cara a quase todos esses textos. A assumida dificuldade inicial do processo não é casual. "A fim de simplificar, é preciso fazer escolhas, por vezes penosas", reconhece uma autora-conselheira. "Muitas pessoas [...] ficam ligadas ao passado, aos ancestrais, às lembranças" através dos objetos que acumulam, "mas esquecem o presente e não enxergam o futuro" (Loreau, 2005, p. 24), continua.

Sabemos bem que objetos não são apenas coisas; são pessoas, memórias e sentimentos, também. Livrar-se deles é abandonar um passado. Como então enfrentar os dilemas inevitáveis que aparecem nessa hora? Um outro livro-guia sugere que o leitor "pense, agradecido, nas pessoas que estão ligadas aos objetos [...]. Para cada pessoa, guarde uma peça de lembrança [...] e dê o resto [...]" (Küstenmacher e Seiwert, 2004, p. 27).

Uma medida quase espiritual, tão complexa é a tarefa.

...

Há alguns inconvenientes adicionais na tal "limpa". Como bem define um dos livros de aconselhamento, "(o) mais difícil não é se desembaraçar, mas julgar o que é útil ou inútil" (Loreau, 2005, p. 24), o que inclui uma inevitável decisão sobre a permanência de um objeto em função da de outro. Produtos formam aquilo que pesquisadores do consumo chamam de "constelações" entre eles – relações de complementaridade funcional ou simbólica entre dois ou mais objetos que não permitem sua análise isolada. Uma camisa e uma calça que combinem, por exemplo, têm complementaridade funcional; descartar uma das peças significa diminuir a utilidade ou a importância da outra. Enfeites trazidos de diferentes viagens guardam complementaridade simbólica entre si; abrir mão de algum deles conduz a suprimir não apenas uma lembrança específica (a ida a Paris, por exemplo) como também enfraquecer a memória da coleção como um todo ("guardo lembranças de todas as viagens, menos a que fiz a Paris").

Denis Diderot, filósofo iluminista francês, sabia bem disso. Se foi sua atuação como pensador e enciclopedista que o colocou na História, um episódio menor, quase banal, acabou por aproximá-lo dos pesquisadores do consumo. Em um ensaio de 1775, Diderot descreveu o arrependimento que o acometeu depois que, tendo ganho um novo roupão de presente, desfez-se do antigo – e, para piorar, começou a trocar toda a mobília de seu escritório, por não considerá-la à altura do *robe de chambre* recebido. Inconscientemente, pretendeu construir uma constelação, um todo coerente, entre o que vestia e o lugar no qual trabalhava, mantendo unidade de estilo - para seu amargo arrependimento. "Por que não o mantive?", lamenta-se logo na abertura de um ensaio sobre o assunto, fazendo referência ao roupão antigo. "Eu estava acostumado a ele e ele a mim" (Diderot, 1875). Com seu lamento, o filósofo iluminista acabou legando aos estudiosos do consumo a semente do conceito de "constelação de produtos", chamado também de "efeito Diderot".

...

A simplificação de Danuza Leão envolveu sair de um apartamento grande para outro menor e enfrentar todas as pequenas-grandes agruras que uma mudança desse tipo implica sob a forma do desapego. Para a gaúcha Sônia Griebeler, foi algo mais radical: mudar de uma ampla casa em um condomínio para... casa nenhuma.

Bancária da Caixa Econômica Federal em Osório, litoral do Rio Grande do Sul, a 95 quilômetros de Porto Alegre, divorciada, duas filhas, uma delas morando com ela, Sônia andava insatisfeita com os rumos que sua vida pessoal e profissional andava tomando – ou, melhor, a "falta de rumo".

– Durante dezoito anos, fiz tudo igual, todos os dias, nas mesmas horas. Levava uma vida de robô. O tempo passava e eu me perguntava: "Por que não posso decidir por mim o que devo ou não viver? Para onde estou indo com esta vida robotizada?".

Primeiro, abriu mão da casa, "grande, cheia de pátios, salas, banheiros", e comprou um terreno de dez hectares no Morro da Borússia, área às margens da rodovia que leva a Osório. Ao contrário do que reza a prudência e o senso comum, Sônia não se manteve no condomínio enquanto construía uma nova moradia no Morro. Não; mudou-se para o terreno vazio com uma barraca, um revólver 38 e nada mais. Comida? Preparava no chão, num "fogão" improvisado com tijolos. Mantimentos? Trazia em mochilas e sacolas, todos os dias, a pé, pois acesso por carro não havia. Banheiro? O mato fazia as vezes de, enquanto uma lata pendurada, repleta de furos, funcionava como chuveiro. Desconfortável? Temerário? Nada disso.

– A coisa mais maravilhosa do mundo – lembra ela. – Imagina um dia como hoje e tu sem nada na volta. Dias e dias de contemplação.

Faltava, então, demitir a Caixa da sua vida – sim, porque durante dois ou três meses Sônia seguiu seu trabalho no banco normalmente enquanto morava na barraca e esperava a casa da Borússia ser posta de pé. Aproveitou um PDV, o programa de demissão voluntária, e pediu as contas.

– Mas pensa, se tu ficares mais treze anos tu te aposentas com salário integral – redarguiu o gerente de seu departamento.

– Se eu ficar mais treze anos, morro aqui dentro! – encerrou Sônia.

Teve de ir a Porto Alegre assinar a papelada da demissão. Saiu do prédio da Caixa, no centro da cidade, e olhou o movimento em volta, "aquele formigueiro de gente, todos caminhando sem rumo, um formigueiro sem rainha". E, pela primeira vez em dezoito anos, viu-se sem saber o que fazer.

...

Não por muito tempo. Sua história começou a correr de boca em boca, e Sônia passou a ser chamada para fazer palestras. Percebeu o interesse das plateias e resolveu transformar a casa que construía no Morro da Borússia num "spa natureza", no qual promoveria atividades terapêuticas antiestresse para grupos. Construiu, naquilo que viria a ser a própria casa, quartos para hospedagem. Depois, ergueu cabanas, também para hospedagem, um mirante e um espaço para prática de yoga, biodança e terapias alternativas. Chamou o local de Terra & Magia, e encarnou a personagem da "bruxa boa", que promove e coordena as atividades do local. E assim, num lugar que misturava apelo natural com esoterismo e terapias alternativas, criou seu novo ganha-pão.

Com o negócio, sentia-se realizada. Tinha autonomia, fazia algo no qual acreditava e gerava algum benefício para os moradores das proximidades, sob a forma de trabalhos fixos ou temporários. Uma maneira saudável, até, de dar vazão ao que ela definia como seu lado ambicioso, a despeito de todo o desapego demonstrado na transição do condomínio para a barraca no Morro.

Até que, numa noite de segunda-feira, após mais um fim de semana recebendo visitantes e hóspedes, o fogo pôs abaixo um dos espaços recém-construídos em seu pequeno complexo. As chamas se alastraram e atingiram a casa de Sônia, que nada pôde fazer para contê-las. Ao fim do incêndio, restaram-lhe não mais do que uma calcinha, um pijama, o computador e um celular.

Computador e celular mostraram-se valiosos para colocar de prontidão um exército de conhecidos, clientes e amigos que se dispuseram a doar o que fosse necessário para Sônia recomeçar o negócio o quanto antes. Durante um ano, usou roupas doadas; "se servia, eu vestia". Para uma mulher vaidosa no passado, "que combinava sapato, bolsa, bijuteria, tudo", e que, nos tempos de bancária, tinha um "roupeiro abarrotado de coisas", a limitação do enxoval fora uma novidade e um aprendizado:

– Daí tu te dás conta de que não precisas de nada.

...

Um pensamento do qual o arquiteto Carlos Alberto Capra, 58 anos, de Porto Alegre, comunga. Quando buscava reconstruir o Terra & Magia, Sônia colocou à venda alguns lotes do terreno para que adeptos de seus valores e estilo de vida pudessem construir, nas proximidades, suas moradias ou casas de final de semana. Carlos Alberto Capra e a mulher, Sandra, foram um dos compradores.

– Para você ter uma ideia, a casa que eu fiz lá, a casa toda, é do tamanho desta sala – diz ele, percorrendo com os olhos a sala do meu apartamento, onde conversamos. – Tem cinco metros por cinco metros. E é para morar, não é para passar o fim de semana. É morar com o mínimo. Eu não preciso de mais nada.

Parece não precisar, mesmo. Despojado, veste-se com bastante simplicidade e é informal no trato pessoal. Desde que deixou o emprego público, no início dos anos 2000, atua como autônomo e dedica boa parte do seu tempo a projetos voluntários. Trabalha muito e ganha pouco, nas próprias palavras, mas isso não o incomoda.

– Não saio correndo atrás de fama e fortuna, não saio correndo atrás de muito serviço, não pego mais do que eu posso (atender). Aquilo que vai aparecendo eu vou fazendo. Havendo o suficiente para me manter (estou satisfeito)... Não me falta nada, graças a Deus.

Antes faltava. Ex-funcionário de uma estatal privatizada em fins dos anos 1990, Capra sofreu com a mudança de mãos do negócio, comprado por um grupo norte-americano com princípios e prioridades diferentes daqueles que havia conhecido no antigo emprego.

– Foi um terrorismo. Os funcionários tinham que começar a estudar inglês, começou aquela coisa de "quem não tem pós-graduação está na rua", "quem não usar terno e gravata está na rua"...

Não aguentou a pressão e aderiu a um PDV quando completou 50 anos. Aproveitou que os filhos estavam na adolescência, tinha carro e casa própria, e passou a trabalhar por conta. Começou também a refletir sobre a própria trajetória.

– [No início da vida adulta] eu tinha que fazer o que todo mundo fazia. Tinha que casar, tinha que ter minha casa, tinha que ter meu carro, minha televisão. São coisas que se tornam obrigatórias e tu não sabes nem por quê. Como assim, "tem que ter, tem que ter"?

A nova rotina permitiu que aprofundasse seus estudos em terapias alternativas, dedicasse mais tempo ao budismo e mergulhasse no que define como "um trabalho de autoconhecimento". O resultado? Às favas com o "tem que" ouvido durante toda a juventude e parte da vida adulta.

– Nosso sofrimento vem do apego. Nossa sociedade é baseada no "ter para ser". A roupa da moda, a etiqueta, a marca. Quando a gente descobre que não ter nada disso traz felicidade... é o grande momento.

Um momento ao qual nem todos chegam, até porque nem se dispõem a tanto; não percebem a roda-viva em que estão metidos.

– O cara acorda de manhã, fissurado, vai para o escritório e trabalha, trabalha, trabalha, durante a melhor hora do dia. Pega o trânsito, vai para casa, [encara] um monte de problemas; porque ele comprou uma casa muito grande, tem que pagar um monte de coisa, não consegue descansar. Dorme mal, porque dorme tenso. No outro dia a mesma coisa. Para quê? Para desfrutar de uma TV de tela plana, que não traz nada de bom para ele; vai trazer mais sofrimento, porque vai mostrar o carro que ele não tem, a vida que ele não tem. Isso não é viver.

Essa é a vida que Capra não quer para si.

– Não quero mais isso para mim. Não troco de carro com frequência, não financio coisas, minhas televisões em casa são velhas, de tubo, não tenho ar-condicionado.

Uma postura que o levou a subverter, inclusive, a data mais comercial do ano.

– Nós desconstruímos o Natal.

Na festa organizada pelos Capra, à qual vão os amigos mais chegados, o amigo-secreto não envolve a compra de presentes, e sim a doação de algum objeto que se tem em casa e do qual se quer se ver livre – o chamado "elefante branco". Passa-se o elefante branco adiante, para o amigo-secreto, e depois abre-se um "leilão", no qual os presentes recebidos podem ser trocados entre os participantes. "É divertidíssimo", garante Capra.

...

Os dilemas que Capra e Sônia enfrentaram em dado momento de suas vidas estão longe de ser incomuns. Em meados da década de 1970, um grupo de psicólogos se dispôs a tentar descrever as diferentes etapas da vida adulta do homem. A intenção era compreender o que pensavam e sentiam os representantes do sexo masculino à medida que a idade avançava, experiências se acumulavam e o papel social que desempenhavam mudava. A despeito de a pesquisa ter sido realizada exclusivamente com homens, a descrição de seus resultados sugere ser legítimo inferir que vários dos questionamentos e *turning points* narrados no estudo sejam comuns às mulheres também.

Segundo os pesquisadores, em torno dos 20 anos, a vida é compreendida como uma espécie de sonho no qual se idealiza futuro profissional, amoroso e familiar – cenário onírico que o tempo trata de desfazer. Por volta dos 30, as fantasias já se tornam bem mais realistas, moderadas e conformadas às possibilidades pessoais e do meio.

Na segunda metade da terceira década de vida, uma pequena transformação costuma ocorrer. Ao avaliar a própria trajetória, é comum sobrevir uma frustração decorrente da sensação de falta de autonomia: "Um elemento-chave nesse período é a sensação do homem de que, não importa o que tenha alcançado até aquela data, não é suficientemente autônomo. Ele se sente excessivamente dependente e coagido por pessoas ou grupos que têm autoridade sobre ele ou que, por várias razões, exercem grande influência sobre ele" (Levinson, D. et al., 1974, apud McAdams, 1997, p. 100).

Nessa época, há uma carência de se fazer ouvir e ter autoridade sobre a própria vida, bem como um desejo difuso de ser menos dependente dos outros e mais fiel à própria vontade – algo que os autores batizaram como uma disposição para "tornar-se dono de si". É comum, nesse momento, o homem sentir-se sufocado e arrependido por ter investido tempo e energia em projetos que acabaram por oprimi-lo, como o trabalho e a família.

Porém, há também um desejo por aprovação externa que pode conflitar com aspirações de autonomia e individualidade. Sobrevém então um dilema, facilmente ilustrado pela imagem de um cabo de guerra: de um lado, a intenção de se rebelar; do outro, a de persistir no caminho traçado até ali, geralmente mais convencional e propenso à legitimação social.

Quando o primeiro lado ganha a disputa, dá-se início a uma tentativa de transformação da personalidade a partir de decisões relevantes, como trocar de emprego ou profissão, terminar com o casamento, viajar ou voltar a estudar. Nesse processo, revisam-se posições e valores, e "as pessoas podem se tornar receptivas a produtos, serviços ou ideias que anteriormente haviam considerado desnecessárias ou indesejáveis" (Schouten, 1991, p. 417) – como uma barraca no meio do mato ou uma casa de 25 metros quadrados.

...

Para tomar forma, a simplicidade às vezes precisa de um empurrão de circunstâncias nem sempre desejáveis. O gaúcho Jorge Mello era analista de sistemas do Banco do Brasil e acumulava na garagem duas motos e um carro – padrão de vida elevado e promissor para quem trabalhava desde os 14 anos e, desde os 15, sustentava-se sem a ajuda da família. Até que a rotina no banco e a promessa de ascender na carreira passaram a não fazer mais sentido.

– Começou a ficar pesado trabalhar – lembra ele. – Eu tinha dinheiro, tinha carro, tinha apartamento, mas não...

"Não" um monte de coisas, especialmente conseguir imaginar-se dali a alguns anos como seus colegas de banco, com filhos, carreira de décadas no mesmo lugar e uma aposentadoria pretensamente tranquila. O *script* típico da classe média.

– Um modelo clássico: um apartamento em Porto Alegre, quem sabe uma casa na praia, um carro bom. Mas... e desse suco da vida, o que é que eu tive? Eu vi que estava desperdiçando a minha vida.

Jorge Mello já flertava com terapias alternativas, meditação, aikidô e yoga através de cursos livres e de formação, mas achava que, talvez, mudar de trabalho fosse a resposta. Junto com o irmão, abriu um negócio próprio que durou pouco, muito pouco – o suficiente para fazê-lo desistir do empreendedorismo e receber o empurrão definitivo para a simplicidade.

Sem o emprego público e com um malogro empresarial que lhe legou prejuízos financeiros e uma inesperada redução no padrão de vida, Jorge Mello encontrou refúgio na ecovila de Findhorn, na Escócia, uma comunidade autossustentável na qual se consome o que se planta, não circula dinheiro, utiliza-se energia solar e eólica e se pratica o vegetarianismo.

O "clique" que faltava aconteceu lá.

– Foi transformador. Eu vi pessoas que viviam em condições mais "precárias" do que as que eu vivia no Brasil, mas com um senso de realização impressionante. Eu disse: "É isso que eu quero para mim!".

Quarenta e cinco dias depois, já de volta ao Brasil, Jorge Mello alertou-se para bolsas de estudo no Schumacher College, instituição de ensino inglesa que oferece cursos e programas de formação na área de sustentabilidade e bem-estar, e cujo nome presta tributo ao economista alemão E. F. Schumacher, autor do best-seller *Small is Beautiful*, dos anos 1970. Conseguiu a bolsa e foi fazer um dos cursos. Terminado o curso, Jorge tinha muito o que contar e compartilhar. E optou por fazê-lo através de palestras e da internet, tornando-se o difusor do conceito de simplicidade voluntária no Brasil.

Apareceu no programa Fantástico, no canal a cabo GNT, em revistas e sites. Começou a ser requisitado para novos seminários e grupos de estudos. Nesse período, passou a viver com a irmã e os sobrinhos em um pequeno apartamento em Porto Alegre; deslocava-se de ônibus pela cidade, dava aulas de aikidô e oferecia terapias alternativas, além de organizar os "círculos de simplicidade" – grupos de discussão sobre conflitos da vida moderna, como consumo, trabalho e realização pessoal.

Até que uma nova oportunidade lhe bateu à porta. A companheira, Marge, com cidadania suíça, queria tentar a vida em Zurique, onde acreditava poder encontrar melhores condições para o tratamento de saúde do filho, paraplégico depois de um acidente. E assim o fizeram.

A vida em Zurique ampliou sua compreensão sobre a simplicidade voluntária e todo um conjunto de temas atinentes a ela.

– Na Suíça não existe carência material. Se a pessoa não tiver o básico, o Estado supre. As pessoas vivem com esse nível de qualidade de vida e reclamam que não têm amigos, que não têm calor humano, afeto.

Em Zurique, presta serviço em domicílio como terapeuta corporal, enquanto a mulher dá aulas de yoga. O estilo frugal vivido no Brasil se reproduz: a renda somada do casal e da filha de Marge – o filho dela, no fim, acabou preferindo ficar no Brasil – é o que os suíços consideram apropriado para uma única pessoa viver. Moram num apartamento de dois quartos, alugado, em que não há móveis na sala, apenas tatames – o que facilita a reunião de grupos para as sessões de yoga coordenadas por Marge e as de meditação, abertas a quem quiser participar. O restante dos cômodos foi preenchido com mobília de segunda mão ou vinda do descarte de outros moradores. Na capital suíça, como em outras cidades europeias e asiáticas, é comum as pessoas descartarem móveis e eletrônicos em boas condições e deixá-los na rua, à disposição de quem os queira pegar.

Morar num país no qual os confortos modernos são tão mais acessíveis que no Brasil representou um teste para as convicções simplificadoras e não consumistas de Mello.

– Lá, literalmente, pode-se comprar tudo. Sabe o Smart, esse carrinho bacaninha [da Mercedes-Benz]? Lá paga-se noventa e nove francos por mês, num *leasing*. É uma hora do meu trabalho. Mas de repente tu olhas assim: "Para que ter um carro? Uma bicicleta é legal". Compramos uma de segunda mão, depois passamos adiante e compramos uma elétrica, em uma promoção. Uma das grandes questões lá é como desenvolver lucidez para ser moderado.

As renúncias suíças não são um voto de pobreza, contudo. Mello se lembra dos maus bocados passados depois do fracasso empresarial e das consequências materiais e emocionais acarretadas.

– De repente eu me vi sem uma série de elementos estruturais que me davam o mínimo de condição de vida, e isso foi muito, muito difícil. Ficar sem carro, ter que morar em um apartamentinho muito pequeno, feio, abrir mão de muita coisa... eu gostava de receber os amigos em casa, e não tinha condição disso ali.

Budista, passou a ver a virtude no meio-termo:

– Eu vi que era só questão de não exagerar, a vida se complica se não houver o básico. O extremo não corresponde a uma vida digna. Os dois extremos não são bons para o *self*.

E, com a autoridade de quem convive com pessoas do mundo todo na cidade atual, faz uma reflexão:

– Tem muita gente descontente com o *mainstream*, questionando: "Afinal, por que eu estou fazendo isso, aonde vou chegar?". A maioria das pessoas fica surpresa quando a gente diz que não precisa jogar a vida para o alto. [Basta] assumir a gestão da própria vida, porque grande parte das pessoas a transferiu para um modelo cultural, impessoal. O que a simplicidade voluntária me proporcionou foi a liberdade para explorar outros conceitos de trabalho, de relações, de gestão do tempo, de moradia, de tudo.

...

Jorge Mello já contou sua história muitas vezes na televisão. Numa delas, foi uma das personagens retratadas pelo segundo episódio de uma série veiculada pelo canal a cabo

National Geographic no início de 2013[1]. No programa em que o tema era consumo, Mello descreveu brevemente sua trajetória, desde os tempos no Banco do Brasil até a conversão ao budismo. E lá pelas tantas arrolou os poucos pertences que possuía e falou um pouco sobre sua relação com o consumo, expressa na dicotomia ter *versus* ser.

– Tenho um número de roupas que atende às minhas necessidades, tanto na vida monástica quanto na vida cotidiana. O principal é o que eu *não* tenho. Eu não tenho carro há muitos anos, porque não preciso. Eu posso não ter carro. O computador que eu tenho é o mais simples possível para cumprir o objetivo a que eu me proponho. O ter demais impede o ser em plenitude. Isso não é uma figura de linguagem. É como se a pessoa precisasse investir toda a energia da vida naquilo que tem. Sobra pouco espaço para ela ser o que ela é independente do que ela tem.

A oposição entre *ter* e *ser* remonta a Marx, para quem, no sistema capitalista, a ambição de acumular coisas alienaria o homem, desprovendo-o de sua condição humana essencial. "Tudo o que o economista nos tira de vida e humanidade", escreveu ele, "nos restitui na forma de dinheiro e bens" (apud Fromm, 1987, p. 155). A dicotomia popularizou-se, entretanto, quando o psicanalista alemão Erich Fromm abordou-a em um livro na metade da década de 1970.

Nele, Fromm propõe que os valores compartilhados por uma dada sociedade, valores esses que ele chama "de caráter social", derivam do sistema econômico que a organiza – no caso ocidental, o capitalismo. Nesse sistema, a centralidade dos bens para a vida social conduziria a uma hipervalorização da posse, fazendo do *ter* o objetivo maior da existência. Essa característica seria visível até em minúcias do vocabulário –

---

[1] *A Verdade de Cada Um*, episódio 2. Veiculado em 28 de março de 2013, produzido pela O2 Filmes.

"[a]o dizer 'tenho um problema', em vez de 'estou perturbado', a experiência subjetiva é eliminada", substituída "[...] por uma expressão impessoal" (Fromm, 1987, p. 41) de posse, escreve ele. Segundo Fromm (idem, p. 42): "[...] muitas línguas não têm uma palavra para 'ter'", o que sugeriria "[...] que a expressão 'ter'" acompanha "[...] a evolução da propriedade privada".

Fromm prossegue na digressão, lembrando que "consumir é uma forma de ter, e talvez a mais importante da atual sociedade", de modo que "[O]s consumidores modernos podem identificar-se pela fórmula: eu sou = o que eu tenho e o que eu consumo" (idem, p. 45). Uma equação construída socialmente pelo sistema econômico, mas tomada como natural pelos cidadãos, inadvertidos de sua artificialidade. Ou, pior ainda, inconscientes das consequências negativas que ela gera. "[N]o modo ter, a felicidade consiste na superioridade sobre outros, no poder e, em última análise, na capacidade de conquistar, roubar, matar. No modo ser, essa felicidade consiste em amar, participar, dar" (idem, p. 91), conclui.

Ter e *ser* constituem, segundo Fromm, duas predisposições presentes no ser humano. A prevalência de uma sobre a outra dependeria da organização social adotada. E, numa ressalva importante, reconhece que posturas de vida extremas, de um lado ou outro, seriam minoria; a maior parte das pessoas fixaria suas atitudes e comportamentos em algum ponto intermediário entre o ter e o ser. Mas Fromm insiste na importância da estrutura coletiva para a hegemonia de um sobre o outro: "Uma sociedade cujos princípios são a aquisitividade, o lucro e a propriedade enseja um caráter social orientado no sentido do ter, e uma vez que o padrão dominante seja estabelecido, ninguém deseja ser marginalizado; para evitar esse risco, todos se adaptam à maioria [...]" (idem, p. 113)

...

A visão de Fromm poderia ser chamada de moralista? A julgar pelo que escreve a antropóloga Lívia Barbosa, especialista em estudos do consumo, sim. Sem mencionar diretamente o psicanalista alemão, mas fazendo uma referência abrangente a toda a crítica anticonsumo, Barbosa escreve que é necessário "[...] relativizar a interpretação [...] de que a única coisa que as pessoas procuram hoje nos bens e serviços são suas propriedades simbólicas, como vias expressas de obtenção e manutenção de um status. Essa perspectiva ancora-se no pressuposto, quase nunca explicitado, de que, se não fosse pelas manipulações e pelas estratégias empregadas pelo capitalismo [...] nossa relação com os bens e serviços seria pautada pela lógica funcional e utilitária de suprir nossas necessidades básicas" (Barbosa, 2006, p. 11).

A autora recorre às Ciências Sociais para reforçar suas afirmações: "Quem leu qualquer monografia clássica de antropologia [...] custa a crer que alguma sociedade, em alguma época, tenha desenvolvido uma relação estritamente funcional com o mundo material. O que é apresentado como uma característica distorcida da 'cultura de consumo' contemporânea não passa de uma dimensão estrutural e estruturante de toda e qualquer sociedade humana" (idem, p. 11-12).

E finaliza, numa referência indireta à obra de Fromm e à de tantos outros, lembrando que há "uma postura crítica e ideológica, permeada por um tom acusatório, normativo e moralizante, sobre o consumo e a sociedade de consumo", facilmente flagrável em "afirmações generalizantes" como "[...] a valorização do ter e não do ser" (idem, p. 12). Aquilo que o psicanalista alemão e os detratores do consumo tratam como uma prerrogativa capitalista – valorização das posses, busca pelo poder, competição por status social etc. –, "[...] já se achava presente em outros tempos e em outros mundos [...], desde os tempos de Aristóteles" (Campbell, 2006, p. 41), aponta o parceiro de estudos de Barbosa, o sociólogo inglês Colin Campbell.

O próprio programa de TV em que Jorge Mello aparece mostra também um casal, morador de São Paulo, proprietário de uma pequena empresa de produtos e serviços ecológicos, e que no dia a dia segue diversos princípios anticonsumo e pró-meio ambiente: não tem televisão, alimenta-se apenas de comida orgânica e usa produtos recicláveis. Já ao final do episódio, marido e mulher são questionados sobre os próprios pertences, aquilo que têm e o que não têm:

– Eu tenho uma pequena variedade de brincos e colares, uma pequena variedade de sapatos (muito poucos), um bocadinho de roupa... – diz a mulher.

– Eu tenho um par de [sandálias] Crocs, um par de [sandálias] Havaianas, um par de sapato social. [Tenho] computador, iPod, uma casa, um carro. Não temos micro-ondas, não temos televisão. Eu tenho roupas [...] que têm mais de dez anos que eu não uso, mas que eu tenho apego e não jogo fora. Tenho uma coleção de vinil que também não ouço, mas que eu também não jogo fora... – afirma o marido, rindo.

Mas o apego às roupas esquecidas e aos vinis velhos não é o único "pecado" do casal:

– A nossa experiência mais recente de ter uma oportunidade de consumir foi na Índia, que é um lugar onde tem muitas coisas lindas e onde as coisas custam muito barato – recorda a mulher.

– Essa sensação de olhar e ficar louco, de querer comprar um monte de coisas, negociar... – completa o marido.

– Inclusive essa calça é da Índia, essa blusa é da Índia... – diz ela, apontando para as vestes do marido.

– Esse anel... – continua ele. – Roupas, a gente comprou para vender e pagar o custo da viagem – acrescenta.

– Decoramos nossa casa. Trouxemos trezentos e cinquenta quilos de coisas da Índia – afirma a mulher.

– Em [Nova] Délhi [capital da Índia] tem uma rua que é como se fosse a Vinte e Cinco de Março [rua do comércio po-

pular de São Paulo]. Você entra e é um universo... – lembra o homem.
– ... de coisas interessantes – ela completa.
– Eu realmente ficava maluco! – diz ele, para risos de ambos.

...

Dois pesquisadores canadenses não resistiriam a um sorriso irônico ao acompanhar o depoimento do casal. Joseph Heath e Andrew Potter narram em *The Rebel Sell* (algo como "o rebelde de botique") a captura da contracultura pela cultura de consumo – e mencionam a viagem a lugares exóticos, como a Índia, justamente como exemplo dessa situação. A distância temporária da própria realidade constituiria a circunstância propícia à idealização de outras culturas e à relativização dos julgamentos morais, dando margem a comportamentos como o do casal: entregar-se ao consumismo apenas por se tratar de mercadorias diferentes daquelas encontradas no país de origem – como se, assim, a ação de encher malas e mais malas com bugigangas populares se tornasse eticamente mais aceitável e ambientalmente menos nociva.

É de perguntar, de fato, como bem fazem Heath e Potter, se a discurseira antimaterialista não está impregnada de um viés tão banal quanto insidioso: a questão da preferência.

Toda vez que você olha a lista de produtos de consumo que – de acordo com a crítica – as pessoas realmente não precisam, o que você invariavelmente vê é a lista de produtos que *intelectuais de meia-idade* não precisam. [...] Ademais, intelectuais têm uma inclinação natural contra produtos de consumo em geral, precisamente porque são pessoas que tendem a se interessar e se sentir mais estimuladas por ideias do que por coisas. Consumismo, em outras palavras, parece sempre ser uma crítica do que as *outras pessoas compram* (Heath e Potter, 2006, p. 108) (grifos originais).

As estátuas de Freud que o digam.

...

O rabino Nilton Bonder é um popular autor de livros que tratam dos mais diversos temas. Em um deles, Bonder aborda a "sabedoria do consumo", em que trata não só do ter *versus* ser de Erich Fromm, como também do ter *versus* não ter. "Nossa existência se manifesta pelas coisas que temos e também por aquelas que não temos, por aquelas que queremos possuir e aquelas que deliberadamente decidimos não ter" (Bonder, 2006, p. 2), escreve ele. Uma decisão está diretamente ligada à outra, pois tudo não passaria, na sua visão, de uma espécie de cálculo mental entre custos e benefícios monetários e emocionais envolvidos numa transação: "[S]e algo tem um custo excessivo diante de minha demanda, é algo que eu 'não quero ter'" (Heath e Potter, 2006, p. 12). Porém, ao contrário de Fromm, Bonder não vê ter e ser como opostos, e sim como complementares. "Para o ser humano, elas [as posses] atendem necessidades não só físicas, mas emocionais, intelectuais e espirituais. O homem que possui é o homem que é" (idem, p. 122), escreve, não sem esclarecer que "[N]ão são as coisas que nos auferem existência, mas o Desejo. As coisas que se pode ter são apenas os objetos de nosso desejo" (idem, p. 127)[2].

No que tange à pretensa dicotomia ter *versus* ser, Bonder vai ao encontro do que outros estudiosos do consumo defendem: a construção do nosso lugar no mundo, aquilo a que se dá o nome de identidade, depende da manipulação do mundo material – ou, em última análise, das coisas que compramos, ganhamos e herdamos e com as quais temos contato todos os dias. Somos, sim, em boa parte, aquilo que temos, e sempre foi desse jeito – e não porque o capitalismo tenha nos feito assim.

---

[2] A palavra "Desejo", na primeira sentença da citação, foi originalmente grafada assim, com letra maiúscula.

Já em relação ao ter *versus* não ter, Bonder toca em um aspecto caro à simplicidade voluntária. Nela, a negação desempenha papel fundamental. É possível tratá-la, inclusive, como um movimento todo baseado na rejeição ao que se costuma chamar de *mainstream*. Evidentemente que, na constituição da identidade *simplifier*, opções e preferências positivas são manifestadas, mas sempre como oposição a algo, em geral ao que é tido como corrente e convencional.

Nesse exercício, um dos alertas comuns é o de que, quando o assunto é bem-estar material, não é necessário migrar de um polo a outro para simplificar. Ou seja, não se deve pensar a pobreza e a privação como resposta à abundância. Não se trata de ser ascético, autopunitivo ou o que for – apenas de ter "o suficiente". "[...] [T]emos de aprender a viver num plano intermediário entre os extremos da pobreza e do excesso. [...] [V]iver com muito pouco ou com excesso irá, em ambos os casos, diminuir nossa capacidade de realizar nossos potenciais. [...] O equilíbrio se manifesta quando temos o suficiente – nem excesso nem carência material", afirma Duane Elgin (1993, p. 109-110), pioneiro nos estudos (e na militância) da simplicidade.

E como alguém opta por "ter o suficiente"? Trata-se, paradoxalmente, de um aprendizado ao qual se está mais aberto quando um dos extremos, o da abundância, já foi visitado – como bem demonstram os casos de Jorge Mello, Danuza e Sônia. "Para poder dar as costas tranquilamente ao superconsumo, é preciso tê-lo experimentado e ter compreendido até que ponto a maior parte dos objetos de consumo que nos são oferecidos não nos ajuda na busca pela felicidade", reconhece o pensador francês Serge Mongeau (1998, p. 239). "Alguém que se sente privado daquilo que considera essencial ou extremamente valorizador não consegue se abster facilmente disso quando enfim possui os meios de proporcioná-lo a si mesmo" (idem, p. 239), arremata.

Nessa aparente moderação de defender "o suficiente" reside possivelmente a maior ameaça simbólica que a simplicidade oferece ao sistema econômico que tanto critica. O apelo capitalista fundamental reside na liberdade de escolha do consumidor – uma liberdade restrita ao que o sistema econômico se propõe a oferecer, de acordo com suas conveniências, interesses e possibilidades. Seu truque é apresentar essa oferta como totalidade, travestindo-a de realidade imutável e natural na qual o sujeito poderá encontrar, cedo ou tarde, a satisfação para todas as suas vontades. A maior subversão possível, nesses moldes, é antecipar-se à oferta, reivindicando novas demandas ou atendendo-as autonomamente, até que os radares empresariais as flagrem e as incorporem ao mercado. O que o sistema não suporta, contudo, é o não desejo, a renúncia, a indiferença; essa é a contestação mais poderosa, para a qual não dispõe de qualquer plano de contingência. Esse é o "fim da história" a seu modo, a "ditadura do proletariado" verdadeiramente possível: a linha de chegada do sistema é ser enfrentado pelos que cooptou, mas desertaram.

Ou, como bem já sugeria Fernando Pessoa: "Renúncia é libertação. Não querer é poder".

CAPÍTULO 7
TRABALHA, BRASIL

Certo dia, Ricardo Setti, 65 anos, viu-se sem roupas para trabalhar na manhã seguinte. A súbita ausência de um enxoval mínimo, para um homem em atividade profissional há quase quarenta anos, era a consequência imprevista de uma prazerosa rotina autoimposta meses antes: ao trocar São Paulo por Barcelona para um período sabático, passou a adotar um visual que em nada lembrava seus tempos de redação e vida executiva na editora Abril: bermuda, sandálias e camisão – traje com o qual acostumou-se a frequentar praticamente qualquer lugar na capital catalã. A interrupção do exílio europeu, em função de uma proposta de trabalho atrativa – escrever um blog para o site de *Veja* –, levou-o a querer, de quando em vez, dar uma passada na redação da revista em São Paulo – daí a necessidade de vestir-se novamente a caráter para o dia a dia corporativo e a comprar roupas quase em regime de urgência.

Setti, jornalista, passou por algumas das mais importantes redações do país até aportar na editora Abril, na qual atuou em *Veja* e *Playboy*. Como sói acontecer com jornalistas que se destacam, assumiu um cargo executivo na editora – forma de ascensão profissional ao mesmo tempo tentadora e perversa. Tentadora por todos os benefícios que uma posição de mando oferece, como remuneração, verba para gasolina, refeições de trabalho por conta da empresa, passagens para o exterior e convites para eventos – sem contar os polpudos bônus por desempenho. Perversa porque retira jornalistas de seu hábitat natural, a redação, para confiná-los nas salas de reunião do mundinho executivo.

Setti desempenhava a função com competência – tanto que cogitado para cargos mais altos –, mas não exatamente com gosto. Sentia-se, nas próprias palavras, como que desperdiçando tempo de vida.

– Comecei a ficar preocupado com a vida estéril que eu levava. Reuniões intermináveis, sobre coisas que já não me interessavam. A carga de trabalho era cavalar, não saía da Abril antes das nove e meia da noite, chegava às vezes às oito horas da manhã – recorda ele.

Marcia, sua mulher, não vivia momento mais inspirador. Advogada da MTV, tinha de estar disponível 24 horas por dia, sete dias por semana, envolvendo-se com assuntos que a "perseguiam" desde a implementação da TV por assinatura no Brasil e que a tornaram, muito em função do próprio mérito, especialista no assunto. Nos seus últimos meses de empresa, com o sofrimento beirando o insuportável, dirigia a caminho da emissora fazendo cogitações que lembram as de uma colegial à espera do ônibus da escola:

– Sabe o que eu vou fazer? Vou falar que eu tive uma crise renal e vou voltar para casa – fantasiava, para logo tirar a ideia da cabeça e seguir rumo ao escritório.

A solução para a frustração profissional do casal deu-se em etapas. Primeiro, Marcia, sofrendo de LER (lesão por esforços repetitivos), licenciou-se do emprego para nunca mais voltar. Fez um acordo com a emissora e recebeu o equivalente a uma previdência complementar, enquanto seguiu contribuindo com o INSS até aposentar-se formalmente, uma década depois do afastamento. No caso de Setti, a própria editora Abril oferecia uma rota de fuga, racional e bem pensada, como manda o figurino corporativo: um plano de previdência privada. Desde que fora implementado, Setti aderiu. Com o tempo, passou a fazer aportes sucessivamente maiores, a ponto de se tornar o maior contribuinte da empresa em proporção ao salário.

Junto com a poupança acumulada ao longo da carreira, seria esse seu alvará de soltura:

– Comecei a contar que nem prisioneiro os dias que faltavam para a aposentadoria. Fiz uma tabela, mesmo.

A Abril bateu pé, mas a convicção de Setti foi mais forte e, aos 55 anos, abandonou a vida corporativa. Mas o trabalho não é só um crachá e um salário – é um conceito, uma ideia, uma forma de ver o mundo e – por que não? – uma prisão não somente física e contratual, como também cultural. Setti aposentou-se e começou a sofrer, nas próprias palavras, "uma intensa patrulha de amigos e parentes próximos".

– Começaram: "O que você está fazendo? Você vai trabalhar no que, agora? Um cara com seu potencial, que absurdo, você tem obrigação de fazer um livro, que desperdício!".

Isso sem contar as ironias:

– Diziam [nas festas e reuniões de amigos]: "Ele pode ficar até tarde, não trabalha". Como se fosse um crime...

Setti foi firme ao repelir os apelos do ex-patrão, mas sucumbiu à pressão social; deixou-se levar sem perceber, como mesmo reconhece. Comprou um escritório perto de casa, fez dele sua base de trabalho e recomeçou, aos poucos, a contribuir com matérias e colunas para veículos impressos e virtuais. Depois, vieram algumas consultorias e a chance de escrever a quatro mãos as memórias políticas de Fernando Henrique Cardoso, personagem que admirava. Quando se deu conta, estava, de novo, trabalhando demais.

Hora de parar, de novo. E, se da primeira vez o impulso foi uma licença-saúde e um plano de previdência, a segunda demandava uma inspiração menos institucionalizada e mais afetiva: os filhos. Adriana e Daniel viviam em Barcelona já há algum tempo, trabalhando como *freelancers*. Na Espanha, claro, não desfrutavam de apartamento amplo em bairro nobre, empregada e carro do ano, como foram acostumados em São Paulo, quando viviam com os pais. Em compensação, não se exasperavam no trânsito, não temiam pela segurança, gerenciavam o próprio tempo e viajavam quando bem entendiam pelos melhores destinos da Europa. Uma troca bem-vinda e bastante adequada ao momento vivido por Setti e Marcia.

Primeiro, o casal viajou com a intenção de passar um mês. Na segunda vez, para ficar três. Em seguida, por quase um ano. E assim têm ficado desde então, entre São Paulo e Barcelona.

Lá, alugam um apartamento pequeno, usam transporte público, cuidam da própria roupa (lavam, esticam para não amassar, mas não passam – para que, afinal?) e aproveitam a programação cultural da cidade. Com um detalhe: gastando menos do que em São Paulo.

A experiência lá e cá firmou, no casal, a convicção de que o estilo de vida dos filhos, mais despojado e livre, é o ideal.

– A gente tem que ser portátil – diz Marcia.

O blog em *Veja* – uma oportunidade de trabalho que injeta recursos para o casal e não exige compromissos típicos, como comparecer à redação, pois pode ser alimentado de qualquer lugar – foi encaixado na rotina flexível de Setti e Marcia, ainda que sob protestos dela ("achei uma traição ao nosso plano, mas não me via no direito de impedir nada"). E, nesse dia a dia mais simples, o casal reforça o acerto da própria decisão a cada vida alheia que observam se esvair.

– Eu vejo pessoas que não param – lamenta-se Setti. – Não sei que projeto de vida podem ter. O sujeito já tem um dinheirão louco e continua trabalhando, chega em casa dez da noite, fica no celular o tempo todo.

– O exemplo mais irônico – concorda Marcia – nós temos aqui, no nosso prédio. Um casal, com filho já adulto. Eles trabalham e cada um tem um Mercedes zero. Ele enfartou há pouco tempo.

Setti apressa-se em completar a história:

– Eles falam para nós: "Que vidão vocês têm!". Eu disse: "Vende o Mercedes que vocês passam um ano em Barcelona"!

E acrescenta outros exemplos próximos, agora do ambiente corporativo:

– Vejo pessoas que estão em cargos de comando, subindo, felizes da vida. Eu falo: "Puta, que ilusão".

As temporadas em Barcelona oferecem uma visão especialmente crítica a respeito da mentalidade e do estilo de vida dos paulistanos mais ricos.

– [Em São Paulo vigora uma competição do tipo]: "Se o vizinho tem um jipão e eu tenho um carro de três anos atrás, começo a ficar preocupado" – critica Setti. – Nos lugares que tenho frequentado, o meu carro é sempre o pior. Você vê as pessoas em uma ostentação absurda e pensa: "Para que isso? A vida é tão frágil, tão efêmera".

Mas os outros são o que menos importa. Setti e Marcia preocupam-se em fazer valer a decisão que tomaram, não sem acrescentar um tom de urgência à empreitada – sugerindo que, se existe arrependimento, é o de não tê-la tomado antes.

– O futuro é agora – diz Marcia.

– O futuro é agora – concorda Setti. – A areia da ampulheta está descendo. Vou ficar enfiado dentro de um escritório, trabalhando, a troco de quê? Eu quero é usufruir da vida.

– Defendo meu ócio com unhas e dentes – conclui Marcia.

...

O celular toca, ele atende e passa o aparelho à mulher, não sem antes me mostrar o velho Motorola:

– Olha, esse é o meu celular, tenho ele há seis anos. Não troquei. Também, lá não pega celular mesmo...

– Ele virou um homem do campo! – completa a mulher, brincando.

"Lá" é a zona rural de Paraisópolis, cidadezinha com menos de 20 mil habitantes no sul de Minas Gerais, onde o casal mora desde 2007, quando "ele", Carlos Ribeiro, ex-presidente da HP no Brasil, se aposentou, aos 55 anos. O plano inicial era retirar-se mais tarde, quando se aproximasse dos sessenta. Mas a morte do pai, em agosto de 2005, o fez repensar – e antecipar – a aposentadoria:

– De madrugada, no velório, eu olhei para o corpo dele e pensei: "O que eu estou esperando?".

E o que mais Ribeiro poderia querer, depois de alcançar a presidência de uma multinacional no Brasil? Pleitear cargos fora do país, talvez, mas isso não fazia parte dos seus planos, mesmo que convites houvesse. Somou-se a isso a leitura de um artigo que, com base em pesquisa, mostrou que aqueles que se aposentavam aos 55 anos viviam, em média, mais duas décadas após pendurar as chuteiras; quem largava aos 65, somente dois anos. A hipótese dos autores: os últimos viviam o trabalho tão mais intensamente que seguiam na labuta até com a saúde debilitada. E, quando paravam, não sabiam o que fazer da vida.

Não era, definitivamente, o caso de Ribeiro. Apesar do cargo de responsabilidade, conseguia se desligar das obrigações logo no primeiro dia de férias. Outros interesses havia, e aos montes. Bastava canalizar. Tanto que a ideia de mudar de vida vinha desde meados de 2005, antes mesmo da morte do pai, quando adquiriu um terreno com vista para a Serra da Mantiqueira na cidadezinha mineira. Começou a construir no ano seguinte e, tão logo fez a transição para seu sucessor na HP, mudou-se para lá. No novo lar, tem uma marcenaria, na qual se dedica ao ofício de *lutier* amador, fabricando violões. Investiu no hobby pra valer, numa prova de que seus interesses iam além do cercadinho corporativo: comprou maquinário e ferramentas, fez cursos e chamou um garoto da vizinhança para ser seu aprendiz. Na nova casa, toma conta de sua coleção de arte sacra, que ocupa parte do seu tempo com os procedimentos de organização e catalogação. Também cozinha, outro de seus *hobbies*, e cuida da horta, enquanto a mulher, Eliana, se envolve em atividades da comunidade. Ambos colaboram com as escolas locais, fazendo projeções de filmes para as crianças em casa, e empregam pessoas da comunidade em afazeres domésticos.

Lá, em Paraisópolis, ele recorda dos tempos de cá, os de executivo de uma multinacional – e sem saudades.

– Meu horário como presidente era das nove até quando precisasse. Tinha de estar disponível a qualquer hora para fazer videoconferências, por exemplo. Tinha coisas boas, claro. Como presidente, as portas se abrem. Chegava a um hotel e tinha uma cesta de frutas com um bilhete do gerente dando boas-vindas. Muitas viagens, também. Deixando o cargo, você abre mão de coisas muito bacanas, mas também de muita cobrança. Ganhei o privilégio de uma bela paisagem, do ar puro, liberdade de horário, segurança.

Enfatiza que não leva uma vida ascética ou monástica, e sim "uma vida mais simples, sem correria". E que mudar de cidade não é garantia de paz de espírito. Há um trabalho interno de busca do bem-estar que independe de cargo, renda ou local:

– As coisas estão dentro de você. Não adianta mudar de cidade.

Ainda assim, se diz muito mais feliz do que nos tempos de CEO. Quando saiu, a decisão aparentemente radical de se meter no interior causou estranheza em parte de seus colegas de empresa. Meses depois de já instalado em Minas, uma diretora do departamento pessoal foi visitá-lo, "para ver se estava tudo bem". Carlos a recebeu, mostrou-lhe o local e pediu que tirasse uma foto dele sentado em uma pedra, com a Serra da Mantiqueira ao fundo. E mandou um recado:

– Mostra para o pessoal como eu estou preocupado com o resultado do trimestre!

...

A rotina de Ricardo Setti e Carlos Ribeiro, que podia ultrapassar fácil e frequentemente dez ou doze horas diárias de trabalho, está longe de constituir exceção entre executivos no Brasil. Pesquisa realizada por uma empresa de consultoria junto a profissionais de médio e alto escalão das quinhentas maiores empresas brasileiras mostrou que a carga horária de trabalho, além de bem superior às oito horas diárias regulamentares, vem crescendo: em 2006 eram treze horas por dia; em 2009, treze horas e trinta minutos; e, em 2012, catorze horas e quinze minutos. O tempo extra despendido com atividades profissionais, fora do local de trabalho, também só fazia aumentar – uma hora e quarenta minutos por dia em 2006, uma hora e cinquenta em 2009 e duas horas em 2012 –, assim como a proporção de executivos que trabalhava sempre nos finais de semana: 26% em 2006, 63% em 2009 e 85% em 2012 (Mano e Ikeda, 2012).

O resultado não poderia ser outro. Três quartos desses profissionais se diziam insatisfeitos com a relação entre vida pessoal e profissional, índice que subia para 91% entre os que tinham filhos com menos de dez anos. Apenas 5% não reportava ter cônjuge insatisfeito com o tempo dedicado ao trabalho; 30% não tirava férias há pelo menos três anos e a duração média das férias daqueles que usufruíam desse benefício caíra de dezessete dias, em 2006, para dez, em 2012 (idem).

Nos Estados Unidos não é muito diferente. A jornada de trabalho anual vem aumentando nove horas por ano há duas décadas, em diversos níveis hierárquicos – e não só entre executivos. Em 2011, um operário norte-americano trabalhava pelo menos treze dias a mais que um equivalente europeu.

Não se trata só de mais horas no escritório ou lendo relatórios em casa, contudo. A tecnologia permite que o profissional seja alcançado pelas demandas de trabalho a qualquer hora e em qualquer lugar. Segundo pesquisa de 2011 de uma consultoria brasileira, mais da metade dos empregados responde a e-mails de trabalho durante as férias (Fraga, 2011), por exemplo, o que contribui para que proporção semelhante de trabalhadores, de acordo com pesquisa do Instituto de Pesquisa Econômica Aplicada (Ipea), não consiga "se desligar" quando está fora do local de trabalho[1]. Por consequência, fica mais difícil separar vida doméstica de vida profissional, o que, para surpresa do próprio Ipea, não gera "revolta, protesto ou recusa [...]" entre os trabalhadores que reprovam essa realidade (cerca de 50%), e sim "estrita conformidade" (Ipea, 2012, p. 23).

Por quê? Uma explicação é o temor do desemprego, claro. Sofrer com a carga excessiva ainda é melhor do que mergulhar na incerteza e no vazio da desocupação, ao menos para a maior parte das pessoas. A outra razão é um pouco mais profunda. "A equação que nos venderam é de que, para a vida ter sentido, é preciso consumir. E nossa renda, não importa qual seja, nunca é suficiente para isso", analisa o pesquisador Marcio Pochmann, presidente do Ipea à época da pesquisa (cf. apud Neuls, 2013, p. 42). Dessa forma, depreende-se que, havendo tempo disponível, opta-se por ocupá-lo com atividades que mantenham ou aumentem a renda individual. Além de tudo, o trabalho é uma fonte de significado pessoal e identidade social relevantes – o que ajudaria a explicar, junto com a renda insuficiente, por que um terço dos trabalhadores brasileiros continua na labuta mesmo depois de aposentado.

...

Em meados de 2012, sites e revistas noticiaram discretamente uma proposta do empresário mexicano Carlos Slim, um dos homens mais ricos do mundo, durante evento na ONU: a adoção de uma semana de trabalho de três dias. Para

---

[1] Segundo o Ipea, 45,4% (Ipea, 2012).

quê? Para que nas horas restantes as pessoas pudessem se dedicar ao convívio pessoal e a atividades que lhes dessem prazer, de modo a viver mais e melhor.

A proposta de Slim pode ter sido recebida por alguns como uma ironia quase desrespeitosa de alguém cuja fortuna chegava a dezenas de bilhões de dólares, mas não era nem um pouco inédita: o francês Paul Lafargue já a fizera sob a forma de manifesto 132 anos antes, com o sugestivo (e provocador) título de "O direito à preguiça". Nele, Lafargue praguejava contra o trabalho e tudo aquilo que ele representa: servidão, alienação da alma, dor física e o que mais exista de ruim e humilhante. Na sua diatribe, Lafargue (2003, p. 21) busca na história os motivos pelos quais defender o ócio – "Os filósofos da Antiguidade ensinavam o desprezo pelo trabalho [...]. Cristo [...] ensinou a preguiça" – e condenar aqueles que viam no trabalho uma forma de elevação moral, como a Igreja e os economistas. Volta e meia palavras e expressões como "Preguiça" e "Fazer Nada" são grafadas assim, com iniciais maiúsculas, para ressaltar o tom incisivo e desafiador de suas ideias. E, lá pelas tantas, Lafargue tem o seu momento Carlos Slim, ao sugerir uma redução da jornada de trabalho, à época ainda não legalmente limitada a oito horas diárias: "[...] (P)or que razão devorar em seis meses o trabalho de todo o ano? Por que não distribuí-lo uniformemente por doze meses e forçar todos os operários a contentar-se com seis ou cinco horas por dia, durante o ano, em vez de sofrer indigestões de doze horas durante seis meses?" (idem, p. 59).

As razões não eram muito diferentes das de Slim, e davam margem até para uma certa contemporização capital-trabalho que não era a tônica do restante do texto: "[...] [P]ara reforçar a produtividade humana, é necessário reduzir as horas de trabalho e multiplicar os dias de pagamento e os feriados. [...] Os operários não conseguem compreender que, cansando-se excessivamente, esgotam as suas forças antes da idade de se tornar incapazes para qualquer trabalho; [...] que matam em si mesmos todos os belos talentos para só conservar [...] a loucura furiosa do trabalho" (idem, p. 63).

É de pensar por que duas pessoas tão diferentes, separadas por mais de um século, tenham proposto algo que parece razoável e desejável a todos, sem, contudo, vislumbrar-se a menor possibilidade prática de execução de suas ideias a seus tempos. O próprio Lafargue tinha parte da resposta, embora não parecesse se dar conta. "O problema da produção capitalista", escrevia, é "descobrir consumidores, excitar os seus apetites e criar-lhes necessidades artificiais" (idem, p. 55). Afinal, já à época ele flagrava uma rápida obsolescência do que saía das fábricas: "Todos os nossos produtos são adulterados para [...] abreviar a sua existência" (idem, p. 57).

Antes da Revolução Industrial, empresários se queixavam da dificuldade de aumentar a produção por conta do desinteresse dos trabalhadores em dedicar mais tempo à labuta. Entre mais dinheiro e mais tempo livre, ficavam com a segunda opção. A situação mudaria a partir de 1870, aproximadamente, com a mecanização da produção. Os motivos foram dois. Um, bastante óbvio e conhecido: máquinas passaram a substituir braços, tornando o desemprego uma ameaça concreta, agravada pelo aumento da população europeia na mesma época. Trabalhar mais para sobreviver passou a ser quase uma imposição. O outro, menos evidente, decorreu das mudanças sociais e econômicas que a industrialização acarretou. Produzir mais passou a significar produzir mais barato e, com isso, tornar acessíveis mercadorias antes indisponíveis ao cidadão comum. Assim, o trabalho passou a constituir não só uma forma de garantir a sobrevivência, como também de ingressar no nascente universo do consumo – aquele mesmo que Lafargue acusava de "criar necessidades artificiais". Antes da industrialização, os trabalhadores preferiam as horas livres porque não havia muito o que comprar com a remuneração adicional[2].

Foi exatamente a capacidade de estimular novos desejos de consumo que fez com que as horas de trabalho não caíssem à medida que a tecnologia se desenvolvia, ao contrário do que alguns dos mais proeminentes economistas imaginavam. John Keynes, Alfred Marshall, John Stuart Mill - todos acreditavam que, hoje, desfrutaríamos de mais tempo livre justamente porque as máquinas se encarregariam de boa parte dos afazeres laborais. O prognóstico não se cumpriu porque se baseava na premissa de que as "necessidades materiais eram limitadas e, quando atendidas, as pessoas naturalmente optariam por mais tempo livre", como lembra o historiador Gary Cross (2005, p. 268). As necessidades não só não se mostraram limitadas como sequer faria sentido ao sistema se assim o fosse: "[...] menos trabalho contraria o que os capitalistas fazem: criar mais e mais mercadorias para vender", continua Cross. O tempo livre constitui, portanto, uma "ameaça ao sistema capitalista" (idem, p. 275), aponta o historiador.

Cross vai além, e sugere que reduzir as longas jornadas não é exatamente do interesse da maior parte dos trabalhadores – não, ao menos, no sentido de poder dedicar o tempo que sobra à contemplação e ao *far niente* idealizados por Lafargue. A vida contemporânea é cheia de estímulos muito mais atraentes: *gadgets* eletrônicos, indústria cultural, modas e modismos, viagens a praticamente qualquer lugar do mundo... Há tanto o que se fazer que o próprio lazer se tornou uma forma de consumo e de ocupação, analisa o historiador.

---

[2] Juliet Schor faz raciocínio semelhante para as comunidades primitivas, ressaltando que, segundo os parâmetros de hoje, seriam consideradas bastante "preguiçosas". Limitavam o trabalho a algumas horas por dia e descansavam o restante do tempo. O motivo, segundo ela, eram os "desejos limitados" (Schor, 1993).

"[E]xistem tantos benefícios no curto prazo em estar ocupado e tantos impedimentos de longo prazo para optar por outras coisas", escreve Cross, que mesmo que os "custos pessoais" do excesso de trabalho "sejam enormes", eles "raramente acabam reconhecidos" pelo trabalhador (idem, p. 283). Some-se a isso o fato de que parcela expressiva do trabalho, hoje, é de natureza intelectual e, portanto, menos sujeita à mensuração convencional, dependendo de indicadores indiretos de produtividade – como as horas no escritório, por exemplo –, e tem-se o caldo cultural perfeito para a realidade flagrada nas pesquisas brasileiras e norte-americana citadas anteriormente.

O paradoxo dessa situação é que o tempo dedicado ao trabalho diminui consideravelmente a possibilidade de usufruir dos benefícios que proporciona, fazendo surgir um fenômeno que dois estudiosos apelidaram de "consumo inconspícuo": o dinheiro ganho serve para comprar coisas que ficarão sem uso, esquecidas em algum canto da casa à espera do dia em que se terá tempo para desfrutá-las (Sullivan e Gershuny, 2004)[3]. Uma forma peculiar de consumo da contemporaneidade; o bem existe e está à disposição – não se restringe ao imaginário ou à idealização, como tão comumente ocorre no consumismo dos nossos tempos –, mas sua utilização concreta fica adiada *ad infinitum*, limitada à fantasia.

...

O trabalho, e em especial o trabalho em excesso, sempre esteve no radar da simplicidade voluntária. Redução de horas, empregos de tempo parcial, opção pela vida de *freelancer* ou mesmo *downgrades* voluntários de cargo e responsabilida-

---

[3] A denominação "consumo inconspícuo" é uma corruptela de "consumo conspícuo", conceito criado pelo sociólogo norte-americano Thorstein Veblen para se referir ao consumo ostentatório.

des – tudo o que pudesse permitir retirar o fardo laboral dos ombros de adeptos e simpatizantes do movimento foi cogitado e proposto. Muitas campanhas ligadas ao tema, impulsionadas graças à internet, ganharam repercussão na Europa e nos Estados Unidos. Take Back Your Time (Recupere seu Tempo), Work to Live (Trabalhar para Viver) e Why Work? (Por que Trabalhar?) foram algumas delas.

Por razões práticas, como produtividade, rotatividade de pessoal e mesmo disponibilidade de espaço físico, algumas empresas passaram a oferecer modalidades mais flexíveis de trabalho a seus profissionais, sendo o expediente remoto a principal. À primeira vista, pode-se acreditar que se trata de uma forma de conciliar o melhor de dois mundos: investir na carreira, sem, contudo, abdicar da vida pessoal. Mas não é bem assim.

Pesquisa mostra que empregados que trabalham remotamente têm menos oportunidades de ascensão na hierarquia corporativa e menores chances de ganhar aumento, mesmo que trabalhem tanto quanto seus colegas de escritório. O mero fato de estar no local de trabalho serve como indicador de dedicação e mérito, segundo os autores do estudo, especialmente se a presença excede o horário regulamentar. Quem dá as caras no escritório parece mais comprometido e disposto a sacrifícios em nome da empresa; o trabalho lhe parece mais importante, em suma.

Simplifiers e simpatizantes ainda buscam um modelo de trabalho que, para usar uma expressão corrente no movimento, não lhes exija "perder a vida enquanto tentam ganhá-la". Algo como seis horas diárias, divididas igualmente entre a manhã e a tarde, separadas por duas horas para almoço e repouso, por exemplo. Horas que podem ser reduzidas, por decreto governamental, quando houver mercadorias em excesso estocadas, de modo que os trabalhadores fiquem livres para "cultivar livremente o espírito". Exatamente como sugerido pelo filósofo inglês Thomas Moore, em 1516, em uma obra chamada *Utopia*.

...

O refúgio de Paulo Roberto Silva, 50 anos, ao contrário do de Carlos Ribeiro, não é no interior, mas até parece. Seu sítio, em meio à mata nativa, em Niterói, região metropolitana do Rio, fica a três quilômetros do asfalto e a nove do que se poderia chamar de uma rua urbanizada e com movimento. A estrada de terra é enfrentada por ele quase todos os dias com um valente Gol 1.000, seja no trajeto de casa até a universidade na qual dá aula, seja até o centro da cidade, onde resolve coisas do cotidiano. Paulo leciona duas noites por semana, num total de oito horas/aula, atividade que lhe exige alguma dedicação extraclasse também, como correções de provas e preparação de conteúdos, e reserva o restante do tempo para si.

O sítio foi comprado em fins dos anos 1990, tem 134 mil metros quadrados e uma casa relativamente modesta, de 82 metros quadrados. Não há piscina, jardim – e sim mato, mesmo – ou qualquer outro elemento acessório que o tamanho do local permitiria. Aliás, nem o essencial, diriam alguns: quando o visitei para a entrevista, a geladeira estava desligada, não havia aparelho de televisão à vista e sobre o som portátil repousava um plástico protetor, sinal evidente de pouco uso. Silva não precisa de nada disso, de fato: uma piscina criaria uma obrigação cotidiana adicional devido à limpeza, e o refrigerador era, naquele momento, desnecessário – vegetariano, optara por comer tudo o que fosse possível cru, quando não em restaurantes especializados. Televisão há muito não fazia questão de assistir e o aparelho de som só era utilizado de vez em quando. Ah, sim, e a quem interessar possa, Silva não tem celular.

A frugalidade não é nova na vida de Silva. Vindo de uma família humilde, o essencial nunca lhe faltou, mas para muito mais não havia. Formou-se em Ciências Contábeis na Universidade Federal do Rio de Janeiro (UFRJ), o que, em tese, lhe abriria – e abriu, de fato – oportunidades de ascensão social; filho de um porteiro e de uma dona de casa, poderia ter investido em uma carreira profissional que lhe oferecesse conforto material muito superior àquele que desfrutou durante a infância e a adolescência. Mas não foi o caso; desde o primeiro emprego, ainda no tempo da faculdade, o mundo do trabalho lhe pareceu hostil, sacrificante e desprovido de sentido.

– Como eu morava longe, tinha que pegar um ônibus quinze para as seis da manhã. Já chegava no trabalho amarrotado, suado, antes das oito, e tinha de esperar até as nove para o escritório abrir. Meus colegas queriam trabalhar no sábado, para ganhar hora extra. Eu não entendia como queriam isso. Pensava: "Você não tem nada melhor para fazer no sábado do que trabalhar?".

Trocou o escritório, depois de três meses de insatisfação, uma queda no desempenho universitário e uma piora na saúde, por um estágio em um banco, com menor carga horária e melhor remuneração. Até aparecer uma nova oportunidade em uma firma de auditoria. No primeiro trabalho de campo em que se envolveu, deparou com uma esperteza contábil no cliente que lesava o Fisco – e que fora aconselhada justamente pela empresa em que trabalhava.

Desiludiu-se e voltou para o banco, agora como funcionário em tempo integral. Já formado, recuperava um pouco do interesse pelo trabalho, ao mesmo tempo que perdia o ambiente acadêmico, a socialização típica da universidade e o gosto pelo estudo.

– Ficou um vazio, porque eu adorava a faculdade. Eu voltava para casa, depois do expediente, e não conseguia levantar, não tirava nem a roupa. Deitava e pensava: "O que eu vou fazer da minha vida?". Eu estava sem ânimo para nada. Deitava, dormia, acordava no meio da noite, e só daí eu ia tirar a roupa, tomar banho...

Como recuperar o interesse? Aceitando cursar o mestrado, o que lhe permitiu reviver o que chama de "efervescência do estudo". Em meio à pós-graduação, nova oportunidade de enquadrar-se no mundinho das finanças: uma vaga em um banco de investimentos, com possibilidade de bônus por resultado e tudo o mais. Mas Silva dificilmente se engajaria em algo cuja motivação fosse única e exclusivamente pecuniária.

– Eu não via um envolvimento de cada célula minha com aquela atividade. O dinheiro chegava, mas e o sentido das coisas? Ficar dentro do banco o dia inteiro... e os seus familiares? E os seus relacionamentos? E a sua atividade física?

Silva foi se encontrar dois meses depois, já saído do banco, na atividade de professor, na própria Fundação Getúlio Vargas, onde cursava o mestrado. Na docência e no doutorado, que realizaria anos depois, conseguiu exercitar sua visão crítica da economia e do mundo empresarial, a começar pelos danos ambientais que provocam. Resolveu colocar tudo no papel e editou, por conta própria, *Consciência e Abundância*, livro no qual propõe uma visão menos ortodoxa da economia e da sua relação com o meio ambiente e as pessoas.

– Foi o melhor investimento que fiz na vida. Não em termos financeiros, mas pelas pessoas que conheci, pelos projetos que se abriram.

Findo o doutorado, dedicou-se exclusivamente à universidade federal, na qual começou a lecionar depois do fim do mestrado, mas sem nenhuma pretensão de mergulhar na rotina acadêmica de forma mais profunda, acumulando atividades, cargos ou participações em comissões. Dá as suas oito horas de aula por semana – e só.

– Uma vez fizeram uma reunião lá na universidade e os gestores queriam me obrigar a pegar um cargo. Eu falei: "Não,

não, não quero isso!". Eu vejo o quanto eu vou ter de dedicar da minha vida e o que eu vou ter de retorno e nunca chego à conclusão de que vale a pena.

Uma situação que o faz lembrar das experiências passadas nas quais teve de fazer escolhas semelhantes, e da desconexão entre as suas motivações e aquelas típicas do universo corporativo.

– Vou dedicar duas horas da minha vida, duas horas fundamentais da minha vida, para ter um carro de luxo novo? Não, eu prefiro ficar com o carro que não seja de luxo, mas eu ganho duas horas por dia para fazer outras coisas bem mais interessantes para mim. Não via essas coisas como motivação para mim.

A questão da motivação, aliás, é o que sempre diferiu Silva de seus colegas em escritórios, bancos e auditorias – e até na universidade.

– Eu tenho outras "iscas", outras "cenouras". As minhas são do tipo: "Olha como isso vai ser legal para todo mundo, a contribuição que isso vai dar".

Desse jeito, atualmente o trabalho deixou de ser, nas suas palavras, uma fonte de opressão para tornar-se um meio de realização. Seu estilo de vida frugal permitiu que acumulasse dinheiro suficiente para custear suas poucas despesas mensais, de modo a poder dispensar até o salário da universidade, se fosse o caso. Mas continua dando aulas.

– É como se fosse o cumprimento de uma missão.

A simplicidade voluntária era o ideário que faltava para colocar em prática os seus conceitos sobre trabalho, uso do tempo e consumo.

– Quando eu li a respeito, pensei: "Puxa, é tudo o que eu sempre senti. Finalmente alguém escreveu alguma coisa que tocou meu coração". Aquilo deu coerência a vários comportamentos que eu tinha e que as pessoas achavam esquisitos.

O que lhe fez abrir mão, sem dó, de pretensas oportunidades que feriam esses seus princípios:

– Eu quero trabalhar só os minutos suficientes para conseguir o que eu preciso para me sustentar.

Seu próprio discurso em relação ao tempo difere do convencional. Mais atividades? Mais horas por dia? Desdobrar-se em vários? Não.

– Felizmente a gente tem essa restrição de vinte e quatro horas por dia. Eu acho isso ótimo, pois aí você escolhe o que é bom fazer, no tempo disponível.

Silva compartilha essas reflexões com seus alunos. Mas não os doutrina, nem propõe que façam voto de pobreza ou que rasguem gravatas e *tailleurs*.

– A gente não está aqui para sofrer. Se aquilo é importante para você, faça. A pior coisa de se privar é sofrer.

...

Paulo Roberto Silva saúda o fato de o dia restringir-se a 24 horas, o que o obriga a selecionar e priorizar o que fazer. Quantos diriam o mesmo? Quantos, pelo contrário, não lamentam profundamente o fato de não existir tempo suficiente para fazer tudo o que pretendem, precisam ou querem?

A sociedade contemporânea é uma abundante feira de possibilidades e escolhas, afirma o sociólogo alemão Hermut Rosa. No imaginário coletivo, a boa vida, aquela que vale a pena ser vivida, é uma vida repleta de experiências, atividades e capacidades desenvolvidas. Abocanhar o máximo que o mundo tem para oferecer é uma "aspiração do homem moderno" (Rosa, 2003, p. 13). Mas sempre há mais em oferta do que se pode morder e mastigar; não há tempo suficiente para viver a vida a *full* – não ao menos como pretende o ideal cultural. A solução, ilusória, é acelerar o ritmo de vida, como se assim se ganhasse o tempo necessário para aproveitar todas as possibilidades que a existência oferece.

Nasce daí, podemos depreender, um fenômeno que tem sido apelidado de "doença da pressa", espécie de condicionamento ao qual as populações dos grandes centros urbanos se submeteram ao acelerar todas as suas atividades cotidianas, mesmo quando não há motivo concreto para tanto. Dirige-se mais rápido, come-se em menos tempo, reduzem-se as horas de sono e caminha-se mais depressa, sem ao certo se saber por quê. Os que imprimem velocidade às próprias ações, os que acumulam afazeres e responsabilidades, aparentam importância, como se cumprissem missão mais nobre sobre a Terra. Quem, por seu turno, propõe desacelerar é visto como anacrônico, desatualizado – alguém que parece metaforicamente ter sido atropelado pelo tempo. A velocidade se tornou um valor em si.

Essa espécie de "desapropriação do tempo", isto é, a sensação de que as horas do relógio não pertencem às pessoas, nasceu com a Revolução Industrial. Antes dela, o trabalho era bem menos sistemático e estruturado do que o que conhecemos hoje. Mesmo na Inglaterra protestante, atividades laborais nos tempos pré-Revolução eram entremeadas com descanso, sesta e diversão, e não desenvolvidas em períodos contínuos de oito ou doze horas.

A fábrica enterrou esse costume. Primeiro, ao iniciar o vínculo com um único empregador, modalidade incomum de relação laboral; até ali vigorava uma certa independência do trabalhador, mais próximo do profissional autônomo de hoje do que do empregado. A noção de que é necessário ter um *emprego*, por exemplo, surgiu nessa época. Segundo, por enquadrar o trabalho dentro de uma moldura de tempo regular, fixa e predeterminada, à qual não cabia alternativa ou subterfúgio – os trabalhadores sequer podiam levar seus próprios relógios de bolso ao trabalho, devendo guiar suas atividades pelo grande relógio da fábrica, não raro adulterado para fazer com que o tempo passasse mais devagar. A partir daí vieram os estudos de tempos e movimentos, da chamada "administração científica", na tentativa de fazer sempre melhor e mais rápido; "tempo é dinheiro" tornou-se um clichê produtivista repetido e perseguido, a ponto de a sistematização típica do taylorismo ter sido transferida para o setor de serviços, no qual se concentra, hoje, a maior parte do valor econômico gerado nas grandes economias mundiais.

O resto da história todo mundo conhece – e, a julgar pelas pesquisas e pelo espírito que se colhe nas ruas, lamenta.

...

Já a reivindicação por significado naquilo que se faz não é exclusiva de Silva. Ao contrário, é uma demanda comum entre *simplifiers*, geralmente divididos em dois grupos: os que almejam mais tempo para se dedicar a interesses pessoais e, por isso, optam por profissões com rotinas mais flexíveis ou empregos de tempo parcial; e os que ambicionam atividades interessantes e/ou com algum significado considerado relevante.

Em outra época, esse segundo grupo talvez não existisse. Segundo o filósofo Alain de Botton (2009, p. 106): "[t]odas as sociedades colocaram o trabalho numa posição central; a nossa é a primeira a sugerir que ele pode ser algo mais do que uma punição ou uma penitência e também a primeira a insinuar que devemos trabalhar mesmo que não haja imperativo financeiro".

Esse "algo mais" ao qual se refere Botton pode perfeitamente ser chamado de "propósito", um sentido para o que se faz. A maior parte dos empregos, criticam Joe Dominguez e Vicki Robin (2007, p. 295), "extrai o seu único valor *intrínseco* do fato de que somos pagos para fazê-lo" (grifo original). Não têm, portanto, significado maior; não poderiam ser chamados de "missão", para ficar numa palavra usada por Silva.

E em que tipo de trabalho a simplicidade voluntária costuma enxergar propósito? Naqueles comunitários e sem fins lucrativos, em primeiro lugar, ou naqueles que, embora comerciais, não comunguem dos valores do *mainstream* – uma produtora de alimentos orgânicos ou uma fábrica que use somente matéria-prima reciclada, por exemplo. Em qualquer um dos casos, não importam tanto rentabilidade ou resultado, medidas empresariais clássicas, e sim noções mais abstratas ligadas ao valor intrínseco da atividade – seu propósito, enfim. Acompanhando o trabalho comunitário em ecovilas autossuficientes da Inglaterra, três pesquisadoras descreveram assim a rotina laboral de seus participantes:

> O trabalho não é nem apressado nem eficiente nessas comunidades. Existem muitas pausas para o chá e para conversar enquanto o trabalho é feito, o que o torna divertido e humano, porém demanda mais tempo. Em Stone Hall (uma das comunidades pesquisadas), experimenta-se o tempo de maneira diferente que do lado de fora; é como se não houvesse pressa no mundo, e a maior parte das atividades é desenvolvida como um desafio divertido. Evidentemente existem prazos, mas há uma reorganização do tempo e uma distribuição coletiva de tarefas que torna possível gostar do trabalho. Tem a ver mais com aproveitar a vida no trabalho do que reduzir as horas trabalhadas (Bekin, Carrigan e Szmigin, 2005, p. 419-420).

As alternativas sugeridas pela simplicidade voluntária são um dos caminhos na busca por compreender o que, de fato, confere sentido a uma atividade profissional, mas não o único. Em meados da década de 2000, Matthew Crawford, um norte-americano de meia-idade com um diploma de PhD debaixo do braço, abandonou o emprego em um centro de pesquisas e abriu uma oficina de motos antigas. Gostou tanto da experiência que escreveu um livro a respeito. Nele, afirma que a possibilidade de enxergar um resultado tangível no que fazia, acumular conhecimento prático, poder utilizá-lo para resolver problemas concretos e ter seus méritos reconhecidos pelos clientes, entre outras coisas, lhe devolveram a satisfação em trabalhar (Crawford, 2006).

De fato, a percepção de utilidade do que se faz, associada ao reconhecimento da qualidade com que a atividade é desempenhada, são vetores da satisfação com o trabalho, permitindo torná-lo menos sacrificante. A possibilidade de ter autonomia e tomar as próprias decisões, o desafio e o dinamismo impostos pelas tarefas diárias e, finalmente, o propósito da atividade em si são outros elementos decisivos para essa satisfação – tão ou mais que a remuneração, aliás. No entanto, conciliar uma tarefa gratificante com uma organização que garanta as condições ideais para seus profissionais é um privilégio que muito poucos terão ao longo de uma carreira. Por isso, especialistas recomendam um pouquinho de transigência e jogo de cintura na vida profissional; aprender a gostar do que se faz, independentemente do que for, pode ser tão importante para a satisfação com o trabalho quanto ter a sorte de fazer exatamente aquilo de que se gosta.

...

De Porto Alegre a Teresina, no Piauí, são quatro horas de avião, contando, claro, que os voos saiam no horário. De Teresina a Barra Grande, mais cinco, de carro – a uma velocidade normal, poucas paradas no trajeto e só algumas reduções de marcha para desviar de cabritos e jegues que volta e meia atravessam a pista.

Chegando a Barra Grande, povoado pertencente ao município de Cajueiro da Praia e que conta com algumas centenas de moradores fixos e meia dúzia de ruas de terra, temos dificuldade para achar a pousada na qual minha mulher e eu fizemos reserva. Quando finalmente a localizamos, sou obrigado a gritar e a bater palmas para que venham abrir o portão; como as cabanas ficam ao fundo do terreno repleto de areia, não há alternativa para se fazer notar. Alívio: Anamaria ouve o chamado e vem lentamente, caminhando sobre a areia fofa do local.

– Já estava preocupada. A gente passou o dia olhando o celular para ver se tinha alguma mensagem ou ligação. Mas pra quê? Celular aqui não funciona mesmo...

A Bandoleiros, pousada de Anamaria, divide um terreno com a Aldeia Namoa, de um casal de amigos. A de Ana é uma minipousada, na verdade, formada por dois pequenos chalés.

Logo que nos instalamos, Anamaria nos dá as instruções: como chegar à praia, aos restaurantes, à praça. E lembra que "na praça do centro tem farmácia, padaria, mercado – mas no mercado não tem muita coisa. Se bem que aqui a gente não precisa de nada, mesmo! Só um bom livro".

De fato, Barra Grande é um vilarejo de pescadores de infraestrutura modesta, sol inclemente desde cedo e muito pouco para fazer – a não ser que você seja velejador, pescador ou pesquisador de simplicidade voluntária. Os restaurantes funcionam no esquema "abre quando quer", de forma alternada entre eles, para não deixar desassistidos os turistas, boa parte deles estrangeiros em busca dos ventos de quinze a trinta nós que tornam o local atraente para a prática do kitesurfe – surfe no qual o impulso não vem das ondas, e sim do vento, captado por uma espécie de *paraglider* controlado pelo velejador.

À noite, Ana empresta uma lanterna para chegarmos até a rua principal e jantar. Na caminhada, descobrem-se histórias de alguns moradores, quase sempre por acaso. Um italiano que gostou e ficou, um paulista que não aguentava mais a cidade grande e veio por ouvir falar, um mineiro que largou mulher e filho em busca de um lugar no qual "pobres e ricos se misturam, ninguém se importa se você é veado, sapatão, maconheiro" e onde se pode andar de chinelo, bermuda e camiseta o dia inteiro, em todo e qualquer dia, sempre. Onde se precisa de pouco para viver e trabalho aparece para quem procura.

Anamaria de Freitas Kovaltch, 36 anos, vive em Barra Grande com o marido, Kleber, desde 2007. Naturais de São Paulo, levavam uma rotina pouco gratificante: ela ocupada com tarefas burocráticas numa empresa de plano de saúde, ele como viva-voz na bolsa de valores. Um esquema de vida que Ana define como "punk": "de segunda a sexta, trinta dias de férias por ano, o dono é quem decide, você está enriquecendo uma pessoa que você nem conhece...". Aos finais de semana, o alívio temporário vinha sob a forma de 48 horas numa praia do litoral paulista para, no domingo à noite, a desolação voltar com tudo. O desejo: perpetuar o espírito do final de semana trocando a cidade grande por um município do interior, uma praia das redondezas ou, melhor, um recanto nordestino no qual fizesse calor o ano inteiro e o turismo pudesse oferecer uma fonte de renda menos incerta do que a das praias paulistas, fantasmagóricas durante o inverno.

Mas como descobrir em que lugar se instalar? Pelos guias turísticos? Não, pela vivência, mesmo. Ana e Kleber tiraram, juntos, trinta dias de férias e percorreram de carro as praias do Rio Grande do Norte e do Ceará, até que chegaram a Jericoacoara, a trezentos quilômetros de Fortaleza. Apaixonaram-se pelo lugar. "Jeri é demais, tem uma beleza de doer", lembra Ana. Decidiram que por lá ficariam, assim que acertassem as coisas em São Paulo. Terminadas as férias, voltaram para a capital paulista. Contaram da viagem para amigos e parentes, distribuíram algumas lembrancinhas compradas nas praias nordestinas e...

– Isso é tudo. A viagem foi ótima e nós estamos indo embora – disparou Ana.

– Você vai pedir as contas? – perguntou a mãe. – Você não quer esperar até o fim do ano, que tem o décimo terceiro?

— Não, mãe. É agora ou nunca.

Por pressão das famílias, casaram, fizeram uma churrascada para trezentas pessoas como festa e três dias depois pegaram a estrada, rumo a Jeri, a bordo de um jipe russo Niva de segunda mão. Contrariando o vaticínio do irmão de Ana ("Vocês não vão chegar nem a São José dos Campos com esse carro"), o Niva aguentou o tranco até Jeri, onde o casal se estabeleceu e montou um barzinho que servia caldos para os que voltavam do forró de madrugada.

Ana e Kleber se instalaram em Jeri em junho de 2000, cerca de um ano depois de a luz elétrica ter chegado à cidade. A energia elétrica marcou uma transformação no lugar: tornou-o mais turístico e sujeito à especulação imobiliária, inclusive porque trouxe estrangeiros que vinham para ficar. Com o dinheiro circulando, apareceram os comerciantes de drogas e as prostitutas. Mesmo que o barzinho montado pelo casal desse certo — foram sete anos com ele, afinal —, o espírito inicial de fugir da agitação foi se perdendo aos poucos, ao mesmo tempo que crescia o volume de trabalho necessário para se sustentar em uma cidade que perdia o aspecto rústico e começava a ficar cara. A solução? Mudar-se novamente.

Ouviram falar de Barra Grande, vilarejo piauiense pouco habitado e carente de desenvolvimento, mas com potencial: terrenos baratos, ventos fortes propícios ao kite e ao windsurfe — e, portanto, à turistada gringa — e tudo ainda por fazer.

Desta vez, Ana e Kleber não iriam sozinhos. Um grupo de amigos e conhecidos de Jeri, todos forasteiros em busca de sol e sossego, iriam junto, e pelos mesmos motivos: a praia cearense crescera demais e já não oferecia a tranquilidade dos primeiros tempos.

Com outro casal, compraram um terreno em Barra Grande e dividiram ao meio — em lados opostos, cada par construiu suas respectivas casas e cabanas de hospedagem e deixaram o centro como área comum. Com os mesmos parceiros montaram um restaurante, um dos primeiros do local, suprindo a infraestrutura turística deficiente. Ana e Kleber optaram por fazer do restaurante seu ganha-pão; construíram apenas dois chalés para a pousada, uma oferta limitada frente à demanda potencial da alta temporada. Cuidam da preparação do café, que costumam servir na própria casa, e da limpeza dos chalés; à noite, dirigem-se ao restaurante. Lá, Kleber e outros dois sócios cuidam da cozinha enquanto Ana faz as vezes de garçonete. Uma vez por semana, revezam-se na ida a Parnaíba, cidade mais próxima na qual fazem as compras para os estabelecimentos.

Se não há obrigações durante o dia, Ana veleja (maneira pela qual definem a prática do kitesurfe), fica na rede, cuida das plantas, joga capoeira. Fácil? Nem tanto.

– No começo é difícil. Você tem culpa de ficar deitada na rede, fica um desassossego. Isso demora a curar, mas depois você aprende, se adapta.

Ana e Kleber não titubearam sobre a opção que fizeram, nem deixam transparecer arrependimento ou insatisfação ("a gente nunca quis voltar, nunca") – não fosse assim, aliás, a mãe de Ana não estaria com planos de mudança para lá. E por que não mudar? Ana sabe que a decisão não é fácil e reconhece que ela e Kleber temiam que o outro "amarelasse" na hora H, ou que a experiência em Jeri desse errado e eles tivessem que voltar para São Paulo com uma mão na frente e outra atrás.

– As pessoas ficam muito nessa coisa de "quando me aposentar". A vida passa muito rápido, um ano passa voando. Fica-se naquela coisa do "depois, depois", mas depois não adianta. Sempre tem alguma coisa prendendo as pessoas.

Mesmo os temores quanto ao próprio sustento tiveram de ser superados em nome dos princípios de simplificação e qualidade de vida aos quais haviam se proposto. O restaurante que montaram em Barra Grande, no início, abria para almoço e jantar, o que sugava a energia dos sócios.

– Éramos nós quatro enfornados lá dentro. Sabe quando eu ia velejar? Nunca. Falei: "Cara, vim morar aqui pra isso!".

Decidiram não abrir mais para o almoço, opção que, nas palavras de Ana, sentiram no bolso. Mas não se arrependem. Agora, Ana tem mais tempo para velejar, por exemplo, e para dar aulas de capoeira gratuitas para as crianças do vilarejo, o que a ajuda a superar o que o "exílio" piauiense tem de ruim.

– Velejo todo dia. Vou para o mar e esqueço da vida. Não tem nada mais gostoso e refrescante do que velejar. Se não fosse a capoeira e o kitesurfe, eu não aguentaria estar aqui. Não tenho nenhuma vida social. A gente conhece muito turista, mas é gente que vai e vem.

Outro aspecto que ajuda a mantê-la em Barra Grande é o contraste com a vida paulistana que experimenta nas poucas vezes em que vai visitar parentes.

– Ir para São Paulo é um parto, não dá! Me dá muita deprê... Todo dia metrô lotado, não entendo como as pessoas conseguem morar lá. É um desperdício de vida. Como pode alguém desencanar e deixar um dia engolindo o outro?

Adaptada ao estilo praiano, voltar a viver em São Paulo ou qualquer outra cidade grande não faz mais sentido para Ana, se é que um dia fez.

– Quando vou a São Paulo e encontro minhas amigas, vejo que eu estou muito mais nova que elas. Lá não tem jeito, o pessoal não tem tempo, é uma vida realmente cruel. Uma delas um dia me disse: "Se você quisesse ter um filho, como iria criá-lo num lugar como o que você mora, longe de tudo, sem nada?". Respondi: "Te garanto que a criança teria uma infância muito melhor que a da sua filha, que você leva todo dia para uma creche, para deixar com uma pessoa que você nem conhece... Lá em Barra Grande a infância seria maravilhosa!".

...

Ócio e culpa, aquilo que Anamaria experimentou nos seus primeiros tempos fora de São Paulo, guardam estreita relação na modernidade. E a razão é o significado que o trabalho assumiu desde que foi reabilitado da execração, na Antiguidade, para se tornar vetor de identidade social e contribuição para a coletividade, a partir do Renascimento.

Na Grécia de Platão, Aristóteles e Sócrates, apenas os escravos trabalhavam. Não seria possível, na visão dos filósofos da Antiguidade, trabalhar e pensar, ou trabalhar e criar artisticamente – atividades consideradas nobres e dignas, pois exclusivas dos homens livres. O trabalho, eminentemente manual, igualava o homem livre ao escravo e ao animal, por privá-lo da contemplação e do filosofar, atividades que, hoje, se aproximariam do que chamamos de ócio.

A visão permaneceria negativa até metade da Idade Média, quando o trabalho era entendido como um castigo divino ao qual alguns teriam de se submeter para alcançar a Salvação. Não havia exatamente uma pecha de indignidade nas obrigações laborais, senão que uma incorporação resignada ao rol de deveres práticos e morais.

A virada ocorreria no fim da Idade Média, com a Reforma Protestante. A partir dali inverteu-se a equação: não trabalhar é que passava a ser socialmente malvisto, pois privava a sociedade – e por que não, o próprio indivíduo – do aproveitamento de dons conferidos por Deus. Trabalhar era uma forma de prestar homenagem a Deus, de habilitar-se à Salvação, inclusive através da acumulação de riquezas. Nessa época, chamava-se de trabalho as atividades que envolviam algum caráter prático, ou "ativo", por assim dizer – em contraposição à suposta passividade da contemplação filosófica idealizada na Grécia Antiga. Era esse o tipo de atividade que dignificava o homem, a sua justificação moral na Terra. Desde então, ocorreu uma estigmatização do tempo livre, do tempo não empregado em algo de valor concreto, prático.

A história do embate trabalho *versus* ócio ganharia um novo capítulo com a Revolução Industrial. Os ciclos repetitivos de produção, a especialização das atividades e a inédita sistematização das tarefas em períodos predefinidos de tempo lançaram luz sobre o sofrimento no trabalho – físico, psíquico e moral –, faceta até então ignorada (ou escondida?) pelo ideário pró-trabalho. Um sofrimento bem flagrado por um *simplifier* citado em capítulo anterior, Ralph Borsodi, que via na rotina industrial uma quase mecanização do homem, alienado no dia a dia da fábrica de sua criatividade e capacidade de expressão.

Por ironia, Borsodi migraria para os arredores de Nova York e lançaria seu libelo anti-industrialização justamente numa época em que tudo o que a sociedade norte-americana mais reivindicava era trabalho: 1929, ano do *crash* da bolsa. Segundo Joe Dominguez e Vicki Robin, não se deve desprezar o impacto que a Grande Depressão causou no inconsciente coletivo norte-americano. Segundo eles: "[d]urante a Depressão, o tempo livre tornou-se sinônimo de desemprego. [...] Os trabalhadores foram instruídos a considerar o emprego, e não o tempo livre, como o seu direito de cidadão" (Dominguez e Robin, 2007, p. 287).

A consequência seria sentida até hoje: "O nosso conceito [enquanto sociedade] de lazer mudou radicalmente. Ele deixou de ser considerado como componente desejável e refinado da vida do dia a dia e passou a ser algo temido, um lembrete do desemprego dos anos da Depressão. Ao mesmo tempo que o valor do lazer caiu, o valor do trabalho aumentou" (idem, p. 287).

Mesmo que as fábricas não sejam hoje a fonte de emprego número um no mundo desenvolvido, a absorção da vida pelo trabalho não vem diminuindo, o que tem provocado uma recente onda de reflexões críticas e de resistência na Europa e nos Estados Unidos. Um expoente desse "movimento", se é possível assim chamá-lo, é o inglês Tom Hodgkinson, um jornalista que se mudou para o campo e limitou sua jornada diária como *freelancer* a três horas. No restante do tempo, planta, cria animais, toca instrumentos musicais e cuida da casa. Lá do interior da Inglaterra escreve seus livros, um dos quais intitulado *The Idler* (algo como "o preguiçoso"). Àqueles que querem seguir o seu exemplo, Hodgkinson (2005) faz uma recomendação que não pareceria estranha a Anamaria: "O primeiro passo [para virar um preguiçoso] é lidar com a culpa. Nós sofremos 250 anos de doutrinação da ética do trabalho e é difícil mudar o sentimento de culpa. Mas uma vez você consiga perceber que a ética do trabalho é uma construção artificial e não algo inato, a culpa se torna mais fácil de superar".

...

Tatiana Rafaini e o marido Fred foram alguns dos amigos que levantaram acampamento em Jericoacoara e rumaram para Barra Grande na mesma época de Ana e Kleber. Embora estivesse longe da Ribeirão Preto natal há alguns anos, e levando em conta que sua vocação nômade já a tivesse feito passar cinco anos no exterior, sua família ainda assim se surpreendeu com a decisão:
– Piauí? Agora você exagerou.
O "exagero" de Tati, como é chamada, tinha razão de ser. Em Jeri, trabalhava num restaurante e dava aulas de kitesurfe, também praticado por lá. A cidade cresceu e o ritmo de vida deixou de ser interessante. Em Barra Grande, ainda inexplorada, poderia ter o próprio negócio e desfrutar de mais qualidade de vida. Virou uma concorrente amigável de Ana e Kleber e abriu o Manga Rosa, restaurante cuja placa talhada em madeira anuncia estar "aberto ao pôr do sol".
Barra Grande é mais *roots* (rústica) que Jeri, segundo Tati, e acumular dinheiro não é uma meta. Valeu a pena a mudan-

ça, portanto. Assim como Ana, ela não aguenta ficar muito tempo na cidade natal quando retorna para as visitas de praxe. "Fico intolerante rápido, ansiosa." E, ao se comparar com as amigas que reencontra de vez em quando, reexperimenta o acerto de sua escolha:

– Quando vou, sinto que pareço mais nova. Pareço menos séria, mais leve. Dizem que eu tenho cara de praia. Dizem: "Quero ser você".

Da periódica viagem de retorno, Emília Kataoka, a Miloca, 57 anos, vem escapando nos últimos quinze anos – desde que deixou São Paulo rumo a Jeri e, de lá, para Barra Grande.

– Só o fato de eu ficar quatro horas num avião já me deixa em pânico. Ou horas e horas num metrô, onde não cabe uma agulha... já não sei mais fazer isso.

Foram dezoito anos no departamento pessoal de uma grande rede de escolas da capital paulista, cuidando da parte fiscal, até que, depois da quarta passagem por Jeri como turista, chegou para a chefe e anunciou:

– Arruma alguém pro meu lugar porque daqui a um ano eu vou embora.

Tinha apartamento próprio e um bom salário, mas a carga de trabalho, o estresse ("Ficava muito nervosa; se fizesse alguma coisa errada, tinha que ir na Receita Federal resolver") e a falta de perspectivas ("Progredir mais que meu cargo, eu não ia") a fizeram tomar a decisão que surpreendeu os colegas de escritório:

– Os diretores acharam incrível! "Você tem coragem? Vou tirar o chapéu!". Falei *tenho coragem, sim!*

Teve e, um ano depois do anúncio-bomba, foi ser garçonete em Jeri. Sofreu do mesmo mal que Anamaria no início e tratou logo de resolvê-lo.

– Segunda-feira era dia de folga no restaurante. Eu pensava: "Humm... segunda-feira, todo mundo ralando e eu aqui na praia". Me dava dor na consciência. Comentei com uma amiga e ela disse: "Não é isso que você quer? Os que estão trabalhando agora estão sendo pagos para isso, você está olhando para o mar e não está [sendo paga]. Então está tudo certo". Pronto, acabou a culpa!

Acostumou-se com o ócio e foi tocar a vida. Em Barra Grande, aluga chalés num terreno ao lado do de Anamaria e serve sucos e sanduíches naturebas num quiosque na praia, bastante frequentado por velejadores estrangeiros. De biquíni o dia todo, tatuagem e *piercing* no umbigo – impensáveis em seus tempos paulistanos –, Miloca fica na barraca desde manhã até o fim da tarde.

– Adoro ficar só olhando. Posso não fazer nada, mas adoro olhar para o mar. Era sempre a minha vontade, morar no litoral. Nadar todos os dias, levar meus cachorros para caminhar. Gosto mesmo de não fazer nada, gosto muito do sossego.

E é na sua barraca que o pessoal se concentra para velejar, incluindo a turma que veio de Jeri. Às vezes, numa segunda-feira ao meio-dia, enquanto a Avenida Paulista ferve, quem está na areia grita para os que estão na água, montados no kite:

– Trabalha, Brasil!

Todo mundo ri e continua fazendo o que gosta.

CAPÍTULO 8
UM TESOURO NOS CÉUS

Alguém avisa o Lama da visita ilustre:
— O Juca tá aí. Acho que ele vai querer nos levar pro PT [risos]...
— Olha, é mais provável o Juca entrar no budismo do que a gente ir pro PT! – responde o Lama, bem-humorado.

Dito e feito. Depois da visita, não consta que tenha aumentado o número de filiados do Partido dos Trabalhadores em Caxias do Sul, serra gaúcha, onde o diálogo acima ocorreu. Mas Juca, sim, virou budista.

José Ricardo Buscke de Oliveira, o Juca, advogado, à época nos seus trinta e poucos anos, era secretário municipal de administração de Caxias do Sul no governo do PT quando conheceu o Lama Padma Samten, maneira pela qual Alfredo Aveline, ex-professor de Física, é chamado na comunidade budista. Lama quer dizer "líder", "mestre", e Padma Samten designa algo como "estabilizar por meio da meditação". Os dois foram apresentados em um retiro de final de semana ao qual Juca fora convidado por seus professores de yoga. Juca era bastante conhecido em Caxias e fortemente identificado com o PT, partido cujo diretório municipal comandou por dois mandatos – daí a brincadeira de quem o anunciava ao Lama.

Juca andava estressado e desapontado com a rotina de trabalho na prefeitura. Já era final de mandato e o idealismo que o motivara a ingressar na política mais de uma década antes, pelas mãos do movimento estudantil, esvanecera-se. O Executivo lhe tomava tempo em demasia, sugava suas energias e, o que era pior, não o satisfazia.

– A política tem uma lógica própria. Chega um momento em que os propósitos mais elevados não têm espaço – lamenta.

A yoga era justamente uma tentativa terapêutica de equilibrar corpo e mente para compensar o mau momento pessoal e profissional. E foi através dela que apareceu a oportunidade do tal retiro no qual conheceu o Lama. Gostou do que viu e do que ouviu durante as 48 horas de isolamento e passou a se interessar pelo budismo. Leu, pesquisou e continuou a frequentar retiros, até que, num deles, conheceu o Centro de Estudos Budistas Caminho do Meio, em Viamão, região metropolitana de Porto Alegre. Numa área verde afastada do centro da cidade, o Centro comportava templo, espaço para estudos, alojamento, refeitório e casas de moradores permanentes e ocasionais. Um lugar aprazível e organizado, porém simples, e que lembrava mais um bom sítio de final de semana do que qualquer condomínio urbano com o qual moradores de médias e grandes cidades estão acostumados.

Juca ficou com vontade de morar por lá. Uma amiga propôs construírem uma casa em conjunto num dos terrenos à venda. No Centro, simpatizantes do budismo compram os terrenos (todos circulares) e constroem suas casas, nas quais podem morar mesmo que não se dediquem *full-time* à religião – muitos trabalham nos municípios próximos e voltam apenas para dormir e passar os dias de folga. Outros optam por alugá-las. Juca e a amiga adquiriram um lote e, ao longo de um ano, ergueram a casa.

Faltava saber se ela seria a moradia definitiva de Juca ou um refúgio para as férias e os finais de semana. Em Caxias, Juca e alguns colegas se organizavam para montar um escritório de advocacia tão logo o mandato petista na prefeitura se encerrasse. Certo dia, em um intervalo do expediente, foi ver a sala na qual trabalharia com os amigos dali a uns tempos, já toda decorada, "muito bonita", no estilo típico dos escritórios de direito. Ali percebeu que era hora de cair fora.

– Imaginei que aquele era o momento. Se eu entrasse numa outra atividade e destinasse energia para aquilo, provavelmente não teria outra oportunidade – recorda ele.

A casa no Caminho do Meio seria, então, sua nova moradia. E as atividades dentro do próprio Centro – estudar e discutir a doutrina budista, praticar acupuntura, supervisionar as obras de casas de colegas, fazer trabalho voluntário nas comunidades das redondezas e cuidar das tarefas diárias do local – virariam sua, digamos, "profissão". Desde que se mudou para lá, nunca mais teve emprego, carteira assinada ou remuneração fixa, e garante que ganhou outras coisas que a vida "convencional" não lhe entregava.

– Aqui tem sentido – diz Juca, não sem se apressar para completar: – Não que lá fora não tenha. Mas aqui tem sentido pra tudo aquilo que eu sempre...

"Procurei" seria uma palavra que completaria a frase? Juca talvez não conseguisse expressar perfeitamente, mas sabia descrever os resultados e as sensações.

– Desde que eu vim pra cá, minha energia, minha vitalidade começou a aumentar. Eu sempre almejava ter finais de semana livres. Pensava: "Tomara que não tenha nenhum evento político no final de semana". Aqui praticamente não existe final de semana. Não existe mais a necessidade de trabalhar o ano inteiro para ter férias. Há uma alegria de ficar aqui. Tudo é muito intenso.

A imagem que se faz de uma comunidade budista é a de um lugar repleto de monges de cabeça raspada, em total isolamento, dedicando seus dias às orações. Não precisa ser necessariamente assim; pode-se viver dessa forma, claro, seguindo a tradição monástica. Mas é possível também morar em uma comunidade budista e manter-se "conectado" ao mundo, com acesso a internet e televisão, e trabalhando fora, como é o caso de tantos que vivem no Caminho do Meio.

– A gente não tem nenhuma regra aqui de "não pode tal coisa" – garante Juca.

Até a rotina "oficial" do Centro – acordar às 5h30, fazer a oração, dirigir-se ao café da manhã – é opcional. Faz quem quer, e a maioria faz.

No Caminho do Meio, o "não pode" é substituído pelo "não quer" – e um "não quer" sem sofrimento, garante Juca.

– No momento em que tu não sentes sofrimento por não ter, tu nem sentes vontade. Essa lucidez é legal, senão a gente vai fazer um movimento forçado, do tipo: "Agora vou fazer uma renúncia".

Juca exemplifica, em uma conversa na qual é acompanhado por duas moradoras do Centro:

– Ano passado eu fui para a praia. Ilhabela, em São Paulo. Ilhabela é maravilhosa, mas no quarto dia já pensava: "Tá na hora de voltar, fazer sentido". Aquilo fica muito em função de ir à praia, tomar banho, fazer exercício físico, almoçar, ler alguma coisa, jantar...

– Não tem profundidade, né? – ajuda a porto-alegrense Andiara Paz.

– É, se esgota muito rapidamente – conclui ele.

– Eu senti a mesma coisa quando estive uns dias no Rio. É que nem fogo de palha. É legal, mas chega uma hora em que dá uma vontade de voltar... – completa a carioca Mariana Aurélio.

Andiara, publicitária, e Mariana, designer e professora de dança, tiveram trajetórias parecidas com a de Juca. A primeira começou a achar que uma vida resumida a trabalho e lazer era insuficiente, incompleta. Atuava em agências de publicidade há vinte anos quando aproximou-se do budismo. Morava de aluguel, tinha um carro, frequentava eventos profissionais, mas se mostrava cansada de apenas "ajudar uma pessoa a ganhar dinheiro vendendo mais carro ou sabonete". Queria mais tempo para si e uma atividade com finalidade mais nobre, "uma causa".

Comprou um terreno no Caminho do Meio e, enquanto construía, pediu demissão e passou a trabalhar como *freelan-*

cer, ainda em Porto Alegre. Depois de um ano, mudou-se para o Centro budista.

– Estava na hora de vir. Um dos motivos [para a mudança definitiva para o Centro] foi ter mais tempo para o budismo, para estudar, ouvir os ensinamentos. E também ter uma vida mais simples, perto da natureza, morar em uma casa – afirma.

Esporadicamente, ainda faz alguns *jobs* como autônoma, o que pode obrigá-la a ir a Porto Alegre, participar de reuniões ou dar expediente em alguma agência por alguns dias. Mas fixou residência no Centro, local no qual passa a maior parte do seu tempo. Lá consegue a "profundidade" da qual Juca sentia falta em seus dias na praia.

– [Profundidade tem a ver com] melhorar as relações, manter uma relação boa contigo mesmo e com as outras pessoas, com a natureza e as comunidades. A própria prática [budista], o caminho espiritual – ensina ela. – Aqui a gente tem mais profundidade e se relaciona mais com as pessoas do que lá [na cidade]. A qualidade das relações é melhor.

Mariana vivia no Rio trabalhando como designer *freelancer* e professora de dança. Trabalhava em casa, na maior parte do tempo, com a rotina típica dos sem rotina: em alguns momentos, virava noites para entregar um *job*; na semana seguinte, não tinha demanda alguma.

– Mas não era isso que me afligia – lembra Mariana. – Eu me dou muito bem com a falta de rotina.

Então, o que era?

– Comecei a me questionar [sobre] o que era "dar certo" – recorda-se.

Uma aflição difusa, difícil de responder.

– Eu sabia que tinha algo fora dos trilhos, meio equivocado. Algo que não se encaixava. Só não sabia se era eu ou o mundo que estava desencaixado. Esse mundo no qual eu tentava arduamente me inserir e não conseguia – continua.

Participou de um retiro de dois meses, no Caminho do Meio. Quando voltou para o Rio, as coisas já não eram mais como antes – ou ela própria não era mais a mesma.

– Cheguei em casa, meti a chave na fechadura e lembro perfeitamente, como se fosse hoje: abri a porta, entrei em casa, olhei... vi o sofá, minha mesa, os quadros na parede, o computador... Alguma coisa tinha acontecido, eu não sabia bem o que era, mas fez com que de repente tudo aquilo perdesse o significado que tinha antes. Não fazia muito mais sentido para mim.

Resolveu voltar para o Centro, para fazer um novo retiro, dessa vez de três meses. Vendeu algumas coisas, deu outras, guardou as que restaram na casa da mãe e partiu com destino a Viamão. Fez o retiro e decidiu permanecer, vivendo no alojamento. Quando conversei com ela, Mariana dizia estar "ficando há três meses até hoje", dois anos depois.

– Estando aqui é como se eu tivesse encontrado um centro, um sentido. Hoje em dia não tem uma ansiedade da minha parte de tentar me encaixar – resume.

Uma ansiedade que poderia perfeitamente se manifestar em hábitos corriqueiros, e dos quais ela acabou abrindo mão quando se estabeleceu no Caminho do Meio:

– Aprendi a enxergar as perguntas que eu me fazia com outros valores. O que é "dar certo"? É casa própria? Pagar as contas todo mês? Ter filhos? Ter carro? Ir ao cinema, ter televisão? Eu não tenho televisão aqui, há algum tempo não vou ao cinema e eu sou completamente viciada em cinema. Dá pra dar muito certo, extremamente certo, sem essas coisas.

Desde que, é bom emendar, isso não represente uma fonte de sofrimento.

– Não foi uma renúncia imposta, foi uma disciplina. E nem foi de uma hora para outra – completa Andiara, falando do próprio caso e do de Mariana. – Até o Lama recomenda que a gente não largue tudo. É bom ir vendo, não mudar toda a vida e ir experimentando como o budismo pode te ajudar.

Entender tudo como "um processo: desde parar de comer carne até essas coisas que hoje a gente vê que são supérfluas", afirma Andiara. Coisas como o consumo, que, hoje, ambas analisam com alguma ironia.

– Essa coisa de estética, de roupa, de ir no salão no fim de semana... Era impossível, inimaginável [viver sem] – lembra Andiara.

– Para mim, fazer a unha e o cabelo, um cinema e um *sushizinho* era básico – Mariana faz coro.

– Livro, CD... – continua Andiara.

– Eu sinto muita falta de consumir cultura. Eu consumia muita cultura quando estava no Rio. Teatro, cinema, shows, tudo. Disso eu sinto muita falta – recorda Mariana.

Sentir falta, no entanto, não chega a ser impulso suficiente para deixar Viamão de vez em quando e dar uma chegada em Porto Alegre, em busca das atrações locais. Menos ainda para desistir de morar no Caminho do Meio.

– Quando essa falta está muito grande – afirma Mariana –, eu me pergunto o quanto essas coisas me fazem realmente feliz. Se eu realmente preciso disso para ser feliz. Essa é a pergunta: eu realmente preciso disso para ser feliz?

Segundo o budismo, o desejo persistente, chamado de fixação, é a causa principal do sofrimento. A prática dos princípios da religião (ou da filosofia, como preferem alguns seguidores) ajuda a domar o desejo e a atenuá-lo, eliminando a dor pela raiz – mais ou menos como faz Mariana quando se põe a pensar no quão feliz ficaria caso pudesse atender ao seu interesse por cinema e espetáculos. Pensar dessa forma ajuda a racionalizar as escolhas que fez, a compreender e a valorizar a alternativa que abraçou. E fazer opções, ensina o budismo, é uma constante inevitável em qualquer vida humana.

– Eu sempre tenho vontade de ir ao cinema – continua Mariana. – E a minha razão para não ir é bastante clara: não tenho dinheiro e não tenho carro. [Mas] eu tenho escolha: eu poderia estar trabalhando, morando em Porto Alegre ou no Rio, ganhando dinheiro. Mas eu fiz uma opção e, a cada dia que eu acordo, tomo a decisão de continuar aqui.

Pensando assim, o cinema é só um exemplo de muitos outros relacionados à escolha, como bem ilustra Mariana:

– Ir ou não ao cinema é uma consequência de algo. Assim como numa sexta-feira à noite sentar com os colegas daqui do Centro e ter uma conversa que jamais teria se estivesse no Rio.

Para os iniciados no budismo, ou com alguma simpatia por seus princípios, as ponderações de Juca, Andiara e Mariana podem ser perfeitamente compreensíveis. Mas... e para quem nem ao menos flerta com a religião, como foi receber a notícia de que iriam se refugiar num centro budista?

– [Meus pais] aceitam e respeitam, admiram, acham bonitos os ensinamentos budistas. Apoiam que eu esteja nesse caminho. Mas preferiam que eu estivesse com um trabalho, com a vida tradicional – reconhece Andiara.

Coisa semelhante acontece com Mariana:

– Minha mãe é uma pessoa espiritualizada, então a parte teórica ela acha muito bonita. Mas tem um fio terra que diz: "Minha filha, tudo muito bonito, mas e quando você tiver 70 anos, quem vai cuidar de você? Como você vai pagar as contas? Onde você vai morar?".

Para Juca, as coisas foram um pouco mais complicadas:

– Minha família tinha orgulho daquilo que eu fazia. Para meu pai e minha mãe, parecia um ato de rebeldia [ir para o Centro budista], tipo: "Vai fazer a loucura dele e daqui a pouco volta para o mundo real". Devem continuar esperando [até hoje]...

O distanciamento entre ele e os que ficaram em Caxias torna difícil compreender que a mudança resultou de um processo gradual e equilibrado, e não de um arroubo passageiro.

– Meus amigos, em Caxias, ainda contam a história de que eu virei monge. Devem me imaginar de cabeça raspada. [É difícil para eles] imaginar que existe uma transição pacífica, é mais fácil caracterizar algo radical – completa Juca.

Mesmo que não dure para sempre, a vivência no Centro certamente provocou uma transformação em cada um deles, capaz de afetar a maneira como se relacionam com amigos e familiares quando de volta ao ambiente do qual saíram.

– [Percebo] uma certa decepção [da minha mãe]. Em vários momentos ela me pergunta: "O que você acha disso?". E eu respondo: "Ah, tanto faz, qualquer coisa está boa!". E ela: "Não é tanto faz!". Daí eu digo algo, quando para mim é completamente indiferente. Para ela, fazer uma escolha, consumir alguma coisa, é uma alegria, e eu embarco. Afinal, eu tenho que me relacionar de alguma maneira... – afirma Mariana.

Além disso, os três têm de lidar com a inevitável curiosidade:

– Quando alguém me encontrava em alguma agência, perguntava: "Como fizeste isso? Como tu sobrevives?". Eu sentia esse desejo [da parte deles, de saber mais a respeito da minha nova vida, como um sinal] de que as pessoas estão insatisfeitas – recorda Andiara.

– Eu via meus amigos comprando carro e apartamento, tendo filho... supostamente o "selo" de felicidade. E sentia empolgação genuína das pessoas em me perguntar: "Como é que é [a vida no Centro]? Um dia ainda vou fazer isso. Me dá o site para pesquisar!" – acrescenta Mariana, não sem antes refletir: – Me causa certa surpresa, eu fico pensando: "Mas não era você que estava supostamente feliz?". Elas sabem que tem alguma coisa que não está sendo saciada, que algo ali não está funcionando.

Por que, então, essas pessoas não experimentam um retiro de final de semana, que seja, ou de mês inteiro, quem sabe, para buscar as respostas para as suas inquietações, revolver sentimentos e tudo o que for preciso?

– Mudar é difícil. Talvez precise uma crise para isso – aponta Andiara.

Mariana acrescenta, fazendo lembrar uma fala de Anamaria, da distante Barra Grande, sobre quando reencontra seus amigos paulistanos e percebe neles o mesmo queixume, a mesma melancolia no olhar:

– Na fala das pessoas, é como se os impedimentos fossem concretos: "Ah, eu tenho que pagar o aluguel", quando na verdade esses impedimentos não são materiais, são internos.

...

O budismo não é uma religião popular no Ocidente, ao menos em número de adeptos. À exceção da França e do Canadá, onde alcança aproximadamente 1% da população, em nenhum país da Europa ou das Américas sua penetração chega próximo de um dígito – nos Estados Unidos, por exemplo, ele cresceu significativamente entre 1990 e 2008, multiplicando por três seu número de seguidores, para atingir somente 0,5% do total de residentes no país (Census Bureau, 2008). No Brasil, igualmente, os budistas passaram de aproximadamente 125 mil, na metade do século passado, para pouco menos de 250 mil adeptos em 2010 – contingente duas vezes maior, é verdade, mas pouco representativo sobre o total da população: 0,1% (IBGE, 2010).

Por outro lado, trata-se de uma religião atraente à mídia e simpática à classe média urbana ocidental mais intelectualizada. O desinteresse em angariar novos adeptos, a fim de se tornar majoritária, o discurso respeitoso em relação às demais religiões e a despretensão de professar verdades incontestes, que desestimula uma crença cega, contribuem para torná-lo palatável para os menos afeitos a dogmas e ajudam a explicar a incorporação de práticas budistas típicas, como a meditação, na rotina de seguidores de outras religiões. Um pesquisador lembra que "[...] para alguns, a prática da meditação oferece um método concreto e pragmático para encarar a ansiedade, cicatrizar feridas emocionais, focar no presente e desenvolver uma sensação mais profunda de paz e bondade" (Lefebure, 1996, p. 964). Mas vai além ao descrever os motivos pelos quais o budismo teria conquistado adeptos no lado Ocidental: "Pessoas distantes das crenças teístas tradicionais do Cristianismo e do Judaísmo podem se sentir atraídas por uma doutrina que não inclui um Deus criador e redentor. Alguns que se convertem ao Budismo queixam-se de que o Cristianismo apenas fala de um Deus amoroso, enquanto o Budismo oferece estratégias efetivas para mudar a consciência de uma pessoa e desenvolver uma atitude serena e amorosa" (idem, p. 964).

Nos escritos dos divulgadores da simplicidade voluntária, o budismo e outras religiões orientais, como o taoismo e o hinduísmo, sempre foram populares. Houve, e ainda há, uma visível apropriação de princípios orientalistas na defesa dos ideais de simplificação. Constantemente, *simplifiers* militantes fazem questão de opor a suposta ignorância ocidental, que iguala a felicidade ao domínio sobre a Natureza e ao acúmulo de riquezas, à serenidade oriental de contentar-se com o suficiente e de encontrar paz de espírito na harmonia com o mundo do jeito que ele é. Gandhi é bastante citado – "A civilização consiste na redução dos desejos" (Elgin, 1993, p. 39) e "Não ouso possuir nada de que não precise" (Vandenbroeck, 1996, p. 75) são duas das suas frases mais utilizadas –, assim como provérbios taoistas ("Aquele que sabe que tem o suficiente é rico" (idem, p. 116). Mesmo quando o *link* entre a ideia do autor e os preceitos religiosos orientais parecem improváveis, ele surge – como no caso do economista-ambientalista E. F. Schumacher, que definiu o budismo como "absolutamente racional" do ponto de vista econômico, por pregar a simplicidade e o desapego, impedindo que se ingresse no moto-contínuo produzir-consumir-descartar.

Mais recentemente, a descoberta de que o Butão, pequeno país entre a China e a Índia, foi o primeiro a implementar um índice de Felicidade Interna Bruta, em contraposição ao economicista PIB, reforçou a crença de que guardar certa distância do Ocidente possa ser uma medida saudável – além de budista, a nação foi a última do mundo a ter televisão (só em 1999) e leva um estilo de vida bastante diferente daquele que se observa no lado oposto do globo. O jornalista norte-americano Eric Weiner, quando esteve no país, conversou com um pesquisador local chamado Karma Ura e reporta um diálogo que flagra as diferenças de mentalidade entre uma cultura e outra:

– Karma, você é feliz?

– Olhando em retrospecto para a minha vida eu acho que a resposta é sim. Alcancei a felicidade porque não tenho expectativas irrealistas.

Essa explicação me soa estranha. Nos Estados Unidos, as expectativas altas são máquinas que nos impulsionam, [...] são a força por trás dos nossos sonhos e, por extensão, da nossa busca de felicidade.

– Meu modo de pensar é diferente – ele diz. – Não tenho tais montanhas para escalar. [...] As conquistas alcançadas na vida são como um teatro na sua cabeça. Você as considera muito importantes, mas na verdade elas não chegam a fazer uma diferença significativa para a vida de qualquer pessoa. Assim também são os dias ruins.

– Então, Karma, você está dizendo que tanto nossas grandes conquistas como nossos grandes fracassos são igualmente insignificantes?

– Sim [...] (Weiner, 2009, p. 68).

Essa aparente indiferença em relação aos atos e fatos mais comezinhos do dia a dia é parte do ideário budista: compreende-se e se aceita a realidade, ao invés de se tentar transformá-la. Qualquer fonte de sofrimento ou de alegria, de desconforto ou de satisfação, não está no mundo, e sim na própria mente. Disciplinando-a, chega-se à serenidade: "Cada homem é sua própria prisão, mas pode conquistar o poder de fugir", dizia o Buda.

...

Quando ainda era cardeal, Joseph Ratzinger conferiu tintas pouco elogiosas à atratividade que o budismo exerce sobre parte da população ocidental. O futuro papa Bento XVI a atribuía a uma promessa subjacente de "[...] obter a felicidade sem nenhuma obrigação religiosa concreta" (apud Lefebure [1998, p. 221]). E dizia concordar com quem havia previsto, lá pelos anos 1950, que o budismo representaria ameaça maior à Igreja Católica do que o marxismo. Todavia, para Thomas Reynolds, professor norte-americano de estudos religiosos, é possível enxergar aproximações entre o budismo e o cristianismo, ao menos quando o assunto é a relação do homem com o desejo.

Para os cristãos, lembra ele, "[...] pecado é o resultado do desejo por algo mundano colocado no lugar de Deus" (Reynolds, 2002, p. 335), enquanto no budismo o sofrimento deriva do desejo pelo que é transitório, impermanente. "O processo de liberação/salvação, entretanto, reverte essas tendências pela transformação do desejo" em ambas as religiões, escreve Reynolds. "Para os Cristãos, o desejo se torna caridade, um amor por Deus que transborda para os outros sem esperar por retribuição" (idem, p. 335). No budismo, o sofrimento deixa de existir quando é pacificado e se transforma em respeito por todas as formas de vida existentes. "Assim como no Cristianismo, a liberação aqui significa [...] uma harmonia [...] e uma postura amorosa em relação a todas as coisas vivas" (idem, p. 336). Isto é, ambas as tradições religiosas "descrevem a salvação como uma reavaliação da consciência que tem implicações morais diretas", conclui o autor (idem, p. 327).

...

> *Jesus respondeu: "Se você quer ser perfeito, vá, venda os seus bens e dê o dinheiro aos pobres, e você terá um tesouro nos céus. Depois, venha e siga-me"*
> (Matheus, 19:21)

– Cê nunca mexeu com droga, já? Já experimentou um pouquinho? – ele pergunta, com naturalidade.
– Não... – respondo, entre surpreso e desconfiado.
– Sabe por quê? Porque você pensa que não pode fazer isso, senão sua mãe vai ficar triste, seu pai vai se decepcionar. Cê só não mexeu porque você amou alguém; se *ocê* não tivesse essa preocupação, *cê* tinha mexido.

A entrevista sobre simplicidade toma um rumo inesperado e desemboca no diálogo acima. Ao longo de uma hora e quarenta minutos de conversa, essa é a praxe: o empresário Estevam Assis, 55 anos, responsável pela pergunta e pela tréplica, emenda assuntos, vai e volta no tempo, fala de negócios e família no mesmo fôlego – tudo aparentemente sem muita conexão, não fosse um fio condutor permanente e, a seus olhos, perfeitamente coerente: a religião. Sendo mais específico, a católica.

Resumidamente, a história é esta: Assis, com seus irmãos e primos, assumiram o armazém criado pelo pai na pequena cidade de Santa Maria de Itabira, a 130 quilômetros de Belo Horizonte. O patriarca pensava em desativar o negócio, mas a família não deixou. Sábia decisão. Transformaram um negócio local, com sete funcionários, no Bretas, a maior rede de supermercados de Minas Gerais e uma das maiores do Brasil, com 13 mil funcionários e 2 bilhões de reais de faturamento, sem nunca precisar abrir loja em Belo Horizonte. Em fins de 2010 venderam a empresa para um grupo chileno por 800 milhões de dólares e passaram a se dedicar à construção de lojas e shoppings por todo o Brasil, bem como à aquisição de participações em outros negócios. Uma daquelas notáveis trajetórias empresariais que volta e meia se veem na capa de alguma revista ou no *Globo Repórter* – porém com entremeios bem diferentes dos que se poderia esperar.

Assis, os irmãos e os primos são católicos fervorosos e têm um pacto de simplicidade, materializado por uma aliança preta usada por todos no anular esquerdo. A remuneração dos sócios, mesmo nos tempos das vacas gordas, ficava abaixo da média do mercado, e nos escritórios da empresa nunca houve secretárias ou confortos maiores. Assis sempre foi o *frontman* do negócio; presidiu a associação de supermercadistas do estado, liderou as negociações com os chilenos e, ainda hoje, é a face mais visível do grupo, inclusive por incorporar seus princípios mais profundos: doa praticamente tudo o que ganha para a Igreja, mora na casa de acolhida de padres num quarto e banheiro de 9,5 metros quadrados, anda de carro popular e, à época da entrevista, não tinha imóvel algum em seu nome – seu apartamento "oficial" na capital mineira, no qual guardava alguns de seus poucos pertences e dormia de vez em quando, era alugado.

– Sempre tive extrema facilidade de ganhar e extrema facilidade de não me apegar – diz ele. – Umas quatro ou cinco vezes na vida eu já dei tudo pros outros, desde menino.

Uma delas: aos 27 anos, trabalhava numa construtora mineira, na qual entrou como *office boy*. Passou a estagiário, enquanto fazia o curso técnico em eletricidade. Formou-se e acabou sócio do negócio, com remuneração de cinquenta salários-mínimos e 25% das cotas. Vendeu-as, junto com o carro que tinha e um terreno, e doou o dinheiro à Igreja. Foi viver por dois meses com os índios ticuna, às margens do rio Solimões, na Floresta Amazônica, acompanhando um padre. Queria fazer o chamado "discernimento", reflexão para decidir se ingressaria no seminário ou se seguiria com a vida "civil". Ficou com a última opção.

Outra: quando completou 50 anos, aumentou a fatia do dízimo de 30% de seu salário para próximo de 100%. Com a esposa, fez um pacto de nunca mais comprar nada, a não ser o essencial. E colocou no testamento: o dinheiro que acumulou já está todo reservado à Igreja. É a partir desses exemplos que Assis expõe suas ideias sobre dinheiro, fé e valores:

– *Ocê* ter o dom de ganhar dinheiro, um dom que Deus te deu... tem que louvar todo dia. Agora, se você se prender a isso, você vai ficar escravo. Morrer rico é falta de criatividade e atitude cristã. Um cristão nunca poderia morrer rico, nunca – defende.

O empresário faz uma ressalva, antes de continuar:

– A falta de dinheiro te humilha, te tira um pouquinho da dignidade. Mas dinheiro destrói. Se a pessoa não tiver preparada para ele... O dinheiro não tem poder [de trazer felicidade]. A decisão da felicidade é interna.

E dá um exemplo:

– Se *cê* compra um carro dez vezes mais caro que o que *cê* tem, só aumenta a sua preocupação. Pode ser que uma menina que não ia nem olhar para *ocê* comece a olhar por causa daquele carro. Mas a menina que olhou *procê* não vale a olhada que ela deu no carro...

Assis herdou o fervor religioso da família. Com 6 anos, só via dinheiro quando o padrinho o presenteava com algum no final do ano. Nenhuma fortuna, óbvio, mas a mãe o fazia pagar o dízimo:

– Mas pra que, é tão pouquinho... – resmungava ele.

– Quem não começa de pouco, nunca vai começar de muito – rebatia ela.

A avó também era assim. Lembra de, quando menino, ouvi-la fazendo uma oração "pedindo a Deus que não desse pobreza extrema nem riqueza excessiva para ninguém". Ela foi contrária à abertura da segunda loja do Bretas, quando o negócio mal engatinhava, por parecer sinal de ganância.

– Tive que explicar para ela que nós éramos doze sócios, como é que não íamos abrir a segunda loja?

O pai de Assis, com mais de 80 anos, também é muito claro sobre o que vem primeiro na sua hierarquia de valores:

– Ele fala: "Pode ganhar o maior dinheiro do mundo, mas, se brigar um irmão com o outro, não vale nada".

Assis estendeu os princípios que segue na vida privada para a empresa. Mesmo nos tempos de aperto, quando o negócio não passava de um armazém, o Bretas contribuía com o dízimo. E sempre fez questão de prestar assistência aos funcionários, ajudando a financiar casas para os mais antigos, dando participação nos lucros e permitindo que comprassem ações da companhia.

– Se a gente der um sentido maior para a empresa, ela vai ser mais duradoura e mais firme. Se deixar como simplesmente ter lucro, não tem segurança nenhuma – afirma.

O empresário divide sua rotina entre o escritório, as atividades da Igreja e as palestras gratuitas ("se não é de graça, já não é amor") que dá em paróquias e associações empresariais. Nessas últimas, o tema costuma ser o amor nas empresas – sobre o qual falou algumas vezes durante a conversa comigo e que, lá pelas tantas, conduziria ao insólito diálogo sobre uso de drogas, reproduzido no início do capítulo. Para Assis, basta amar e ter fé para que as coisas aconteçam.

– Tudo é dom que a pessoa tem e, se ela botar para trabalhar, vai conseguir ser feliz. A gente tem que viver pronto para ver Deus. Ele só vai perguntar: "O que *ocê* fez com a vida que eu coloquei dentro de você? Eu te dei tantos dons, o que *ocê* fez para ajudar?".

Quando fala aos empresários, Assis provavelmente conta de que maneira motivava os empregados do armazém que deu origem à rede Bretas.

– Eram sete empregados num lugar que não dava nem para construir uma loja. Não tínhamos dinheiro nem sabíamos trabalhar com supermercado. E eu falei assim: "Dentro de dez a quinze anos, a gente vai estar entre as maiores empresas do país e vamos ser a maior empresa de Minas".

A resposta, como era de esperar, foi o olhar incrédulo de todos, a começar pelo dos sócios. Ele justifica a megalomania:
— Naquela época, a gente precisava de gente com mais amor, nossa grande motivação era dar espaço para o colaborador crescer – recorda.

E cresceu, afinal. Seguindo uma receita tradicional do varejo, a de vender barato, a rede mantinha os custos baixos, negociava bem com os fornecedores e repassava os ganhos para o consumidor. Na gestão de pessoal, procurou sempre ser "duro com os problemas e suave com as pessoas" – e o resultado dessa postura, segundo ele, pode ser exemplificado pela primeira loja, aquela de Santa Maria de Itabira, que funcionou por 37 anos e nunca foi alvo de uma reclamatória trabalhista.

Hoje, a empresa da família atende por Grupo SFA, sigla de São Francisco de Assis, o santo da simplicidade, a quem Estevam presta tributo a cada referência ao próprio desapego, ainda que em momento algum o mencione explicitamente.

— Eu não preciso de dinheiro para quase nada. Quanto mais dinheiro você precisar para ser feliz, mais mal-arrumado internamente você está. Deus criou a gente livre para amar e ser feliz.

...

Estevam não o fez, mas poderia ter pontuado sua fala com diversas citações bíblicas sobre simplicidade e temperança. *Simplifiers* cristãos acreditam que Jesus Cristo preocupava-se com aqueles que se inspiravam nos ricos e tentavam copiá-los. Via-os vulneráveis e frustrados por não conseguirem alcançar riquezas e luxos. À sua época, vigorava o sentimento de que a pobreza representava um sinal do desgosto de Deus pelas pessoas; não ter significava sentir o Senhor contra si, numa cruel desaprovação divina. Ser simples, para Cristo, representava preocupar-se com os pobres, supostamente reprovados por Deus. Amar a Deus era amar ao próximo, especialmente o necessitado, acolhendo-o e ajudando-o.

A despeito disso, cristianismo e simplicidade nem sempre mantiveram convivência pacífica. Especialmente durante a Idade Média, polêmicas acerca do tema foram a tônica; no Concílio de Vienne (França), de 1311, colocou-se em discussão se Cristo e seus apóstolos tinham sido pobres, conforme afirmam, por exemplo, os franciscanos. Na década seguinte, a contenda oporia o papa João XXII e, novamente, a Ordem franciscana, que se julgava superior às demais justamente por renunciar às posses. Um século depois, a discussão foi reaberta, e o teólogo Johannes Nider propôs que "[...] apenas clérigos, e não leigos, deveriam poder comprometer-se com a pobreza de acordo com os ensinamentos de Cristo" (Bailey, 2003, p. 478). Tamanha e duradoura celeuma tinha razão de ser, segundo estudiosos, porque a "[p]obreza era uma virtude central do cristianismo durante a Idade Média, e muitos devotos, tanto clérigos quanto laicos, visavam a uma vida de pobreza religiosa. Porém, os entendimentos e abordagens da pobreza difeririam consideravelmente dentro da sociedade cristã e especialmente na Igreja" (idem, p. 482).

Na riqueza ou na pobreza, cristãos sempre prescreveram fazer o bem e acreditar nele – como todas as demais religiões, faça-se justiça. Uma dobradinha de recomendações que, a despeito dos tempos laicos em que vivemos, guarda atualidade insuspeita. Pessoas religiosas e generosas, que professam uma crença e/ou que se acostumaram a auxiliar os mais necessitados, costumam registrar índices de satisfação com a vida superiores à média. A ideia de que há um propósito maior na passagem pela Terra é uma aliada na busca por sentido e por ânimo para cumprir as obrigações diárias e superar os obstáculos que a vida impõe. Não que apenas a religião tenha esse poder; ela é, na verdade, o elemento cultural mais antigo e bem-acabado a servir visões de mundo que vão além do aqui e agora e ofereçam um norte moral para nossos atos corriqueiros. Porém, a filosofia e toda a sorte de esoterismos dispõem, em tese, da mesma capacidade. A religião constitui apenas o produto *par excellence* voltado a saciar a necessidade humana de acreditar.

Estevam Assis talvez seja a melhor ilustração dessa realidade. Disse-me ele, em meio à nossa conversa:

– Eu não tenho um dia de arrependimento nem dor. Só alegria.

CAPÍTULO 9
SOB A SOMBRA DO VELHO LUTZ

José Lutzenberger foi um dos decanos do ambientalismo brasileiro. Formado em Agronomia, por quase vinte anos trabalhou em empresas de produtos químicos agrícolas, no Brasil e no exterior, até se insurgir contra algumas práticas dessas companhias, danosas ao meio ambiente. Abandonou o emprego em uma multinacional alemã e, de volta a Porto Alegre, sua cidade natal, deu início à militância ecológica, causa à qual se dedicaria até a sua morte, em 2002.

Seu retorno ao país, em 1970, representou um marco. Dono de um conhecimento invulgar por aqui, enfático e assertivo nas suas manifestações, o velho Lutz logo se tornaria uma personagem midiática conhecida, pronto a incluir a preocupação ecológica na agenda pública e na mente das antigas e novas gerações. No Rio Grande do Sul e no Brasil, certamente, tantos que militaram e militam em prol do meio ambiente devem seu envolvimento com a causa à influência de Lutzenberger. De um deles, entre muitos, sabem-se nome, sobrenome e trajetória: Luiz Jacques Saldanha.

Saldanha era estudante de Direito e *trainee* do Citibank bem na época em que Lutz voltou ao Brasil e iniciou o movimento verde em Porto Alegre. Tão logo começou a acompanhar suas entrevistas em rádios, jornais e televisão, deu-se conta de que havia algo diferente na fala daquele sujeito – ou, enxergando por outro prisma, algo perfeitamente conhecido:

– De repente, percebi que o que ele falava era tudo aquilo que eu sempre achava e sentia. E eu nem sabia quem ele era – recorda Saldanha.

Daí para uma redefinição do rumo profissional, foi um pulo:
– Pensei: "Eu quero seguir a profissão desse cara. Ele diz o que eu sempre senti, desde criança".

Saldanha estava no último ano de Direito, faculdade que achou por bem concluir antes de se candidatar a uma vaga em Agronomia, na Universidade Federal. Foi quando, segundo ele, o universo conspirou para que superasse as próprias limitações em busca da nova carreira:

– Eu sinceramente não tinha competência para passar no vestibular. Não tinha conhecimento das disciplinas de exatas, pois meu segundo grau foi todo voltado para as humanas. Mas a vida me fez passar. Eu sentia que alguma coisa estava por trás de entrar naquela faculdade.

O curso não o desapontou.

– Cada aula em que eu entrava, estava entrando em um mundo maravilhoso. Fazer a faculdade foi um fascínio – recorda-se.

Tomar a decisão de ingressar em Agronomia, em vez de seguir com a promissora carreira no Citibank, é que não foi exatamente uma decisão pacífica. Foram, afinal, três anos de banco, responsabilidades crescentes (cuidava do crédito rural e não raro viajava ao interior para negociações com produtores gaúchos), envolvimento (foi presidente do clube dos funcionários) e inevitáveis expectativas entre os que acompanhavam sua trajetória.

– Minha família toda achou que eu estava fazendo uma loucura, jogando tudo para o alto para fazer uma faculdade que não tinha nada a ver com a minha formação até ali. Foi uma decisão solitária. Não tinha ninguém que me dissesse: "Que lindo, isso! Vai em frente!". Contei só com a minha decisão e a minha loucura – lembra.

Mas Saldanha vê na decisão um componente simbólico: sair do banco e ingressar na Agronomia foi como sair de uma caverna e encontrar a luz do sol – desde que ele fizesse coadunar o conhecimento adquirido em aula com os seus próprios valores.

– A Agronomia não te ensina, a princípio, nada para ser ecologista ou agricultor ecológico. Muito pelo contrário. A maioria das matérias é voltada para o *agrobusiness*. Mas ela me abria a possibilidade de, através do conhecimento, me conectar com a vida. Na hora em que saí do banco, era como se eu tivesse saído de um processo contra a vida e entrado numa faculdade que era a favor da vida.

E, do cotidiano engravatado no Citi, Saldanha passou, em menos de uma década, ao trabalho com catadores de lixo, quando já concursado na Secretaria de Meio Ambiente de Porto Alegre. Foi assim ao longo de toda a sua carreira no serviço público municipal e na militância ecológica: sempre envolvido com temas que tocassem diretamente o meio ambiente e as pessoas, o que incluiu defensivos agrícolas, agricultura orgânica, projetos sociais e, principalmente, educação ambiental. Rapidamente o passado de bancário ficou para trás.

– É um mundo, o dos negócios em detrimento da vida, no qual eu não consigo me imaginar, justamente porque é um mundo que eu gostaria que não existisse – afirma, categórico. – Talvez eu não pudesse mesmo ser um bom empresário. Esse tipo de empreendimento, em que o benefício de um se dá à custa do prejuízo do outro, seja o outro o meio ambiente ou a sociedade... – ele deixa a frase no ar, sem oferecer o complemento que parece óbvio: "não é para mim".

Saldanha fez da vida privada uma extensão dos princípios que defende na vida profissional. Não tem telefone celular, por ser "uma tecnologia daninha" (em função do risco de câncer cerebral), anda de carro popular, não acumula lixo em casa – o que é reciclável, leva direto para os galpões; o que é orgânico vai para a compostagem no próprio apartamento –, usou fraldas de pano na filha e, se compra refrigerante, prefere embalagens de vidro – as de lata, jamais, pois diz que contêm uma substância, o BPA, que contamina o meio ambiente quando descartada.

– Tudo o que é artificial não deveria estar em contato com a vida – pontua, não sem completar: – Cada coisa na qual eu ponho a mão, no supermercado, eu procuro saber o que contém.

Esse comentário dá margem para que explique sua atividade principal no momento: a divulgação, via internet e palestras, de pesquisas realizadas pelo mundo sobre os malefícios que o consumo de determinados produtos acarreta.

– Uma coisa é tu fazeres algo cuja consequência tu conheces. Outra é teres negada a possibilidade do conhecimento. Isso eu acho cruel, e com essa crueldade eu não consigo conviver.

Quando conversei com ele, às vésperas da aposentadoria e de se mudar para Florianópolis, onde viviam os irmãos, Saldanha aproveitava para fazer um balanço da própria trajetória – das escolhas que fez e do legado que deixaria à sociedade e à filha, à época estudando na Alemanha. Vislumbrava sua página na internet e as palestras como a maneira pela qual daria continuidade ao que havia feito a vida toda, e até como uma forma de retribuir à sociedade o que ela tinha lhe oferecido.

– Eu considero que os meus diplomas não são meus, porque eu estudei em universidade federal. Eu fui pago para estudar. O meu conhecimento não é meu, é de todos. Por isso fiquei numa instituição pública a vida toda.

E exemplificava:

– Eu pude sempre fazer trabalhos voltados para os meus princípios: com catadores, meninos de rua, terapia comunitária. Sempre estive a serviço do público.

Para a filha, não deixaria quase nenhum patrimônio material, e sim experiências que, "como diz aquela propaganda, 'não há dinheiro que compre'".

– Às vezes eu penso assim: "Imagina, eu não tenho nenhuma propriedade". Eu digo para a minha filha: "A única coisa que eu posso te deixar tu não terias condições de comprar com todo o dinheiro que tu tivesses. São experiências únicas. Convivência com índio, com catador, com vila, agricultores de interior... Se tu tiveres dinheiro, tu podes comprar o apartamento que eu não deixei para ti".

Legado para a filha, somente? Saldanha inclui-se na lista de beneficiários da própria trajetória:

– Posso entrar em um palácio, vestir um *smoking* e falar da forma mais rebuscada que eu quiser. E posso me sentar do lado de um catador de lixo e ficar pelado junto de um índio. Esse é o presente que eu me dei na vida: poder me sentar com a rainha da Inglaterra e com o sujeito mais simples com a mesma naturalidade. E tendo prazer nas duas situações.

...

A memória e os princípios defendidos por José Lutzenberger são preservados em uma fundação que tem a socióloga Naia Oliveira como conselheira. Em 1995, responsável por uma associação nacional de pós-graduação e pesquisadora de um instituto público gaúcho, Naia sentia-se insatisfeita com o trabalho que desenvolvia. Os estudos acadêmicos lhe pareciam descolados da realidade e o ambiente competitivo entre os pesquisadores lhe desagradava. Disseram-lhe que a visão cartesiana com a qual fora acostumada esgotara-se e que seria hora de procurar novas fontes de conhecimento.

– Sempre acreditei que a minha busca era por um mundo melhor. Pensei que a Sociologia me desse os elementos para isso. Mas me dei conta de que a transformação parte da pessoa. Pensei: "Errei de profissão, devia ter sido psicóloga!".

Teria errado também, logo percebeu:

– Percebi que a Psicologia tinha uma visão fragmentada também. Ela só via a pessoa e esquecia o meio. Esquecia a relação com os outros seres humanos e as outras manifestações de vida. Daí eu cheguei na ecologia.

Foi conhecer Findhorn, a ecovila escocesa. Ficou quinze dias por lá e se encantou – não só com os princípios ecológicos colocados em prática, como também com o sistema de decisões compartilhadas e o caráter espiritual de algumas atividades. Voltaria lá outras vezes, para beber naquela que considera sua "fonte de sabedoria".

Mas se havia algo de que não gostava nas passagens por Findhorn era o retorno ao Brasil.

– Sempre que eu voltava era um baque. Lá eu vivenciava um modo simples de viver, mesmo. E estabelecia uma relação com as outras pessoas em que se trabalhava resolução de conflitos, comunicação cooperativa, harmonia entre as pessoas e demais seres da natureza. Eu chegava aqui e caía no nosso estilo ocidental, consumista – recorda.

Porém, se não cogitava abandonar a vida no Brasil e transferir-se em definitivo para Findhorn, ao menos a experiência escocesa lhe serviria para tentar reproduzir por aqui algo do que vira por lá. Junto com amigos com os quais compartilhava as preocupações ambientais, adquiriu uma área na zona sul de Porto Alegre, na qual planejaram a construção de um condomínio ecológico que serviria de moradia a todos eles. A prefeitura tardou a aprovar o projeto, levando os amigos a desistirem do condomínio, algo que Naia lamenta até hoje, embora isso não a impeça de aplicar seus conhecimentos ambientais no apartamento em que mora, num bairro de classe média da capital gaúcha.

– Procuro comprar material de limpeza o menos poluente possível. Procuro comprar roupas de tecidos de algodão, e não derivados de petróleo. Alimentação, busco a orgânica. No meu carro, só uso álcool, mesmo que esteja mais caro: é um preço que a gente tem que pagar pela coerência na nossa vida – arrola.

Coerência que não significa vigilância, ao menos sobre a vida dos outros:

– Não me considero uma ecochata. Respeito que cada um tem o seu ritmo.

Embora tenha sido bem-sucedida ao direcionar sua atuação como pesquisadora para o desenvolvimento sustentável, Naia não restringe seu leque de interesses ao universo formal da Academia. Pelo contrário, aliás.

– Deixei de ter aspirações acadêmicas. Deixei de querer fazer doutorado; tinha até convite para isso. Tive de romper com isso. Foi difícil. Tive de perceber que minha autoestima não estava ligada a essas coisas, e sim à minha construção enquanto pessoa.

...

Ralph Borsodi, o já mencionado *simplifier* dos anos 1920/1930, detalhou em um de seus livros os planos de construção de uma comunidade autossustentável em Ohio, Estados Unidos. Aparentemente, seria algo que ficaria entre o condomínio ecológico idealizado por Naia e seus amigos em Porto Alegre e a experiência mais radical de Findhorn, ecovila na qual a própria Naia esteve várias vezes. "Detalhou" não é só modo de dizer: no posfácio de *Flight from the City* (Fuga da Cidade), de 1933, constam os nomes dos seus parceiros de empreitada, o *modus operandi* idealizado para a comunidade, plantas baixas do local (bem como ilustrações das futuras casas) e um descritivo dos custos estimados para a obra – além de um arrolado de seus princípios, entre os quais constam a autossuficiência, o fortalecimento da vida familiar e o "controle sobre os próprios destinos". Nessa comunidade, os moradores cultivariam o próprio alimento, comercializando o excedente na cidade ou trocando entre eles; não seriam donos da terra, e sim locatários; e manteriam, caso necessário, empregos de meio período. Embora pudesse gerar benefícios ambientais, a motivação de Borsodi para constituir a tal comunidade não era, no entanto, eminentemente ecológica; seu propósito era "fugir da cidade", como bem expressava o título de seu livro. Ainda assim, é lícito imaginá-la como um embrião de projetos ecossustentáveis que viriam a aparecer pelo mundo décadas depois.

Na internet, descobre-se que o empreendimento não foi para a frente devido a diversas dificuldades: falta de dinheiro, divergências entre os futuros moradores, gestão inadequada. Caso progredisse, talvez a comunidade de Borsodi se tornasse uma Findhorn norte-americana, de modo a, para além das pretensões de uma vida rural e autônoma, incorporar as ambientais. Descobriria, com o tempo, o que os moradores da ecovila escocesa perceberam não sem certo alarmismo: apesar de todo o cuidado com o uso dos recursos naturais, nela consome-se proporcionalmente mais do que o planeta é capaz de prover, ainda que de cinco a sete vezes menos do que em uma metrópole convencional (Safatle, 2011)[1]. Ou seja, se o mundo todo fosse uma imensa ecovila e vivesse como Findhorn, absorveria mais de uma Terra por ano.

...

Por esse motivo, não sem razão, acordos internacionais para reduzir gradualmente a emissão de poluentes são tratados como paliativos inúteis pelos ambientalistas mais ferrenhos. Em seu cardápio de alternativas constam dietas mais radicais, como o não crescimento econômico. Desde as décadas de 1960 e 1970, com os escritos do economista romeno Nicholas Georgescu-Roegen, o relatório do Clube de Roma e a popularização das ideias de E. F. Schumacher, fala-se mais seriamente em estabelecer limites para o crescimento econômico, alcançando o que se convencionou chamar de "estado estacionário". A origem do conceito remonta a uma proposta

---

[1] Descobriria, também, que apenas 10% das ecovilas sobrevivem ao tempo, segundo Gonçalves (2011).

do economista inglês John Stuart Mill, de 1848, elaborada sem motivações ambientais. Mill tratava o estado estacionário quase como inevitável para os países ricos, caso não houvesse novos avanços nas tecnologias de produção, e como um relevante pré-requisito à harmonia social:

> [O] estado estacionário [...] seria, no conjunto, uma melhoria considerável na nossa condição atual. Confesso que não me seduzo com o ideal de vida defendido por aqueles que pensam que o estado normal dos seres humanos é uma luta incessante por avançar; e que pisotear, empurrar, dar cotoveladas e perseguir uns aos outros, característicos da atual vida social, é mais desejável para a humanidade [...]. O melhor estado para a natureza humana é aquele no qual enquanto ninguém é pobre, ninguém deseja ficar mais rico, nem tem razão para temer ser puxado para trás pelos demais que tentam se projetar à frente (Mill, 1963, p. 742).

Ao final do capítulo em que aborda o estado estacionário, Mill (1963, p. 744) faz um alerta, a fim de evitar interpretações errôneas do que propõe: "[U]ma condição estacionária de capital e população não implica um estado estacionário do desenvolvimento humano. Haveria tanto espaço como sempre para todos os tipos de cultura intelectual e progresso moral e social; e muito espaço para aperfeiçoar a arte de viver [...]".

Mill começava a promover uma distinção entre crescimento e desenvolvimento, dois termos usados inadvertidamente como sinônimos. Segundo uma vertente de estudiosos, o primeiro conceito faz referência ao aumento da produção de bens e serviços economicamente mensuráveis, independentemente dos danos que causam ao meio ambiente, dos prejuízos sociais impingidos a trabalhadores e comunidades ou quaisquer outros tipos de externalidades negativas. O segundo, mais abrangente, levaria em consideração fatores não alcançados pela contabilidade econômica, mas nem por isso desprovidos de significado e importância. Desenvolver subentende que evoluir não implica necessariamente crescer, pois o bem-estar é resultado de um somatório de elementos. O falecido economista Gilberto Dupas foi um enfático defensor dessa distinção, e atribuía a origem da confusão terminológica ao século XIX: "Foi a popularização da ciência, um dos ícones daquele século, que marcou o sucesso definitivo de uma doutrina geral de progresso. [...] A partir daí, os termos evolução, desenvolvimento e progresso passaram a ter o mesmo sentido, sempre muito associados à evolução tecnológica. [...] São profundas as relações entre a lógica da ciência e o mito do progresso" (Dupas, 2006, p. 40, 43 e 131).

E citava o filósofo Merleau-Ponty: "[...] [C]aminhamos; e não, progredimos. Transformar caminhada em progresso é elaboração ideológica das elites" (idem, p. 127).

A ideia de um estado estacionário voltou à pauta quando Peter Victor, um pesquisador canadense, defendeu-a como viável, a partir de simulações realizadas em computador. Segundo ele, seria possível ao Canadá chegar ao estado estacionário em trinta anos, sem consequências negativas para sua população, desde que algumas premissas fossem observadas, como a redução da carga horária de trabalho e prioridade ao bem-estar social, em vez de ao avanço econômico. Para além da matemática envolvida no modelo estacionário sugerido por Victor, e de suas previsíveis limitações – seu objeto de estudo é um país desenvolvido e de renda bem distribuída –, o que de mais interessante existe em seu trabalho é a reflexão sobre a necessidade de repensar o que a sociedade almeja. Crescimento econômico *ad eternum* não seria compatível com qualidade de vida e preservação ambiental; optar por um significaria abrir mão do outro. A corroborar a viabilidade dessa escolha, Victor lembra que o crescimento econômico, até metade do século passado, não era um fim em si mesmo, como hoje, e sim o caminho para evitar o desemprego em massa

– sugerindo que, no fundo, a questão pertence ao terreno das ideologias, das construções mentais, e não ao de uma pretensa "vocação natural" da economia de todo e qualquer país.

Por volta da mesma época em que Victor punha seu software de simulação para funcionar, pensadores franceses promoviam a ideia do decrescimento (*décroissance*). Segundo eles, não bastaria "estacionar" a economia; em nome do meio ambiente e da qualidade de vida, da superação do capitalismo e dos seus desmandos e disfunções, seria necessário retroceder. Sabedor de que essa não pareceria uma proposta muito popular, Serge Latouche (2010a, p. 86), seu principal expoente, fez questão de esclarecer: "não se trata de voltar à penúria", e sim de abraçar o que se define como "ateísmo econômico" – a suspensão da crença de que crescer indefinidamente é o propósito último das sociedades humanas. Não seria essa, aliás, nem a finalidade principal da economia, disciplina sequestrada pelo ideário capitalista selvagem: "A boa ciência econômica é, em primeiro lugar, uma ciência do viver, do bem viver, do qual o consumidor é o suporte. Não se deve confundir a economia do consumo, que é uma arte, uma ética do uso das riquezas, com a economia da produção e da reprodução, que responde à questão de saber como enriquecer ou permanecer pelo menos tão rico quanto antes" (Latouche, 2010b, p. 174, cit. Berthoud, 2005, p. 35).

Latouche prosseguia: "Sair do desenvolvimento, da economia e do crescimento não implica então renunciar a todas as instituições sociais que a economia anexou, mas em reinseri-las numa outra lógica" (Latouche, 2010a, p. 139).

Para isso, seria preciso que "a ideia de que a única finalidade da vida seja de produzir e consumir mais [...] seja abandonada" (Latouche, 2010b, p. 159, cit. Castoriadis (2005), pois "[o] número de coisas que lamentamos é proporcional aos excessos do progresso" (Latouche, 2010b, p. 97).

Trocado em miúdos, o decrescimento sugere um megapacto em torno do qual a renovação constante dos desejos de consumo seria substituída por um sistema baseado na funcionalidade dos bens, numa espécie de "justa medida" aplicada em escala mundial. Algo que Latouche exemplifica numa passagem: "[...] trata-se de saber se o bem-estar vivido requer, necessariamente, possuir dez pares de sapatos, geralmente de má qualidade, em vez de um ou dois resistentes" (Latouche, 2010a, p. 86).

Mesmo sem citar diretamente os franceses que deram notoriedade à ideia de decrescimento, dois estudiosos brasileiros ajudam a esclarecer do que trata o conceito, ao menos da forma como foi originalmente elaborado por Georgescu-Roegen – e, de maneira indireta, colocam as propostas de Latouche e de seus pares em termos mais compreensíveis: "[...] não faz sentido colocar o decrescimento do PIB como prioridade com a esperança de que o resultado seja ambientalmente positivo, pois nada impede que o decrescimento do PIB venha a ser sujo. [...] A ideia do decrescimento [...] quando surgiu não se referia ao PIB, e sim ao tamanho do sistema econômico em relação ao sistema ecológico" (Cechin e Pacini, 2012, p. 129-130)

Ou seja, é possível produzir menos e ainda assim prejudicar o meio ambiente. Decrescer é fazer a economia caber na Terra, algo que nem Findhorn conseguiu.

...

Ligo para pedir que conversemos sobre simplicidade voluntária e ele me sugere um restaurante de comida integral. E justifica, entre risos:

– Já que a pesquisa é sobre vida simples, vamos fazer a entrevista com uma refeição simples!

E assim fica combinado. No restaurante, dias depois, ele me explica a filosofia do local, baseada nos ensinamentos de um professor japonês: trata-se de algo na linha da macrobiótica, em que a alimentação funciona como uma espécie de medicina preventiva. O almoço consiste em um caldo, um tipo de arroz, uma torta integral e legumes. E é enquanto comemos que Luis Alberto Maccarini vai me contando sua história.

Engenheiro eletrônico, Maccarini foi professor de escola técnica e atuou em empresas de tecnologia no Brasil e no exterior. Morou na Alemanha, Finlândia, Áustria, Dinamarca e Itália e, hoje, em Porto Alegre, trabalha como autônomo, em casa. Vegetariano e budista, Maccarini faz trabalho voluntário em ONGs ambientalistas. Mas é o seu *hobby*, o estudo de fontes de energia não poluentes – mais especificamente a fotovoltaica, que se aproveita da luz solar – o assunto que mais o mobiliza no momento – ou que, nas próprias palavras, "faz brilhar o olho".

– Coloca esses painéis [de captação de energia solar] no telhado e pelo resto da vida passamos a ter energia de graça. Isso é fantástico, não precisas depender de geração de carvão, nuclear, linhas de transmissão que atravessem o país inteiro.

A empolgação dá lugar a uma certa indignação com o tratamento que o assunto recebe – ou melhor, não recebe – da imprensa:

– Esse é um tema que é sistematicamente negligenciado pela mídia. Imagina o impacto que teria uma informação como essa divulgada em nível nacional!

Mas a emergência ambiental faz Maccarini acreditar que as ideias que defende acabarão sendo majoritárias, ou, no pior dos casos, toleradas em nome da sobrevivência.

– Por bem ou por mal, as pessoas vão ter que ter um grau de simplicidade nas suas vidas. Se puderem, de uma forma consciente e lúcida, optar por esse caminho, vão ser mais felizes. Esse mecanismo da sociedade de consumo está com os dias contados.

Maccarini defende que a simplicidade voluntária pode ser experimentada por qualquer um.

– No meu caso, ela está associada à prática da meditação, na qual se aprende a sustentar um certo nível de felicidade interior, fazendo com que nossa satisfação fique menos dependente do consumo – complementa.

Seu ativismo não é de fachada. Depois de uma hora de conversa, é possível arrolar tudo o que Maccarini faz ou deixa de fazer quanto ao que chama de excessos capitalistas e do desperdício: quase não compra roupa, usa as coisas até o fim, dá preferência a produtos locais, desloca-se de bicicleta sempre que pode, evita produtos de couro e quaisquer alimentos de origem animal.

– Está muito em moda falar em reciclar. Mas eu diria que antes de reciclar vem o "ciclar", que é usar um produto até o fim da sua vida útil. Usar um tênis até furar; colar, reaproveitar. Eu tenho muito disso. Há um excedente de vestuário na sociedade – critica.

Seu enxoval, enumerou, é formado por uma ou duas peças de cada item: um par de chinelos, dois de tênis, uma calça, um terno, e assim por diante. Certamente a experiência no exterior, em especial na Alemanha e na Finlândia, ajudaram a moldar seu perfil de consumidor austero e ambientalmente responsável. Não sem um empurrãozinho de uma viagem a Cuba, dois anos antes de nossa conversa.

– Lá [em Cuba], as pessoas, por princípio, foram educadas a querer as coisas que são possíveis para todos. No marketing [das sociedades capitalistas] são colocados desejos inatingíveis. Colocam os sonhos onde as pessoas não conseguem chegar.

Talvez só o tema ciclismo o mobilize tanto quanto a energia fotovoltaica. Maccarini integra o Massa Crítica, movimento que reivindica melhores condições para os ciclistas nas grandes cidades, e que ficou nacionalmente conhecido quando, pouco mais de um mês após nossa entrevista, alguns de seus participantes foram atropelados por um motorista nas proximidades do centro de Porto Alegre.

– Sabia que existem cento e cinquenta milhões de bicicletas no Brasil? Se as pessoas se dessem conta e no dia seguinte saíssem de bicicleta, tudo era ciclovia. E, no momento em que as pessoas começam a se exercitar [através do ciclismo], o impacto no sistema público de saúde diminui, pois as pessoas ficam menos doentes.

E o assunto volta a ser a mídia, a partir da união dos temas mobilidade urbana e energias renováveis.

– Meu sonho é construir um carro elétrico. Uma semana de Rede Globo, divulgando o carro elétrico... Revolucionava esse país!

Caso a Globo ou qualquer outra emissora de televisão destinasse tanta atenção aos assuntos que o mobilizam, Maccarini teria de recorrer a um aparelho emprestado para assistir à revolução começar: ele não tem TV ("faz mal, né?") nem costuma ouvir rádio. Conta que quando viveu na Finlândia, em tempos pré-internet, acostumou-se a não ter notícias sobre o Brasil. Quando voltou ao país, deu-se conta de que não faziam a menor falta.

Maccarini aproveita a conversa para me municiar com folhetos e DVDs sobre combustíveis limpos e documentários de cunho ambiental. Quando nos despedimos, na porta do restaurante, percebemos que chove torrencialmente. Me dirijo correndo a um ponto de táxi na esquina enquanto ele coloca o capacete e se prepara para encarar o aguaceiro montado numa bike.

...

Os moradores de uma das inúmeras ruazinhas do bairro de Petrópolis, em Porto Alegre, nem estranham mais quando veem aquele sujeito magro, alto, de cabelos loiros superlisos, barbicha e óculos de grau caminhando descalço pela rua, seja para levar seus cães a um passeio, seja para resolver qualquer coisa nas proximidades. Muito menos se surpreendem quando ele tira da garagem de casa uma bicicleta estranha, feita de bambu, que lhe permite pedalar quase deitado pelas avenidas da cidade, nem quando retorna, horas depois, com sacolas e mais sacolas de pano repletas de frutas orgânicas prontas a municiar a despensa da família – são trinta quilos toda semana. Se, no trajeto, os motoristas que cruzam com Klaus Volkmann, 27 anos, o estranham ou hostilizam, acabam desarmados: ele retribui com sorrisos e o polegar para cima, como querendo dizer: "Poxa, *brother*, vamos ser amigos, vamos conversar. Me dá um abraço, tu estás muito estressado...".

Klaus sempre foi assim, mas não *tão* assim. Desde pequeno gostava de desmontar brinquedos da irmã ou objetos da casa para fazer outros, diferentes – mas ninguém imaginou que essas habilidades lhe seriam úteis um dia para construir a própria bicicleta, tendo o bambu como matéria-prima. Sempre conviveu muito com a avó materna, que gostava de andar descalça, plantar alimentos no quintal de casa e chamar os netos para comer tirinhas de legumes – que ela, sabe-se lá por que, apelidava de "picolé" –, mas ninguém cogitou que ele faria da ausência de sapatos uma regra no dia a dia e de uma derivação da alimentação vegana uma filosofia de vida. Sempre foi um sujeito pacífico e bem-humorado; porém, ninguém haveria de imaginá-lo vestido de bailarina correndo dezesseis quilômetros, descalço, para acompanhar um comboio de bicicletas do Massa Crítica em uma manifestação. O estilo de vida atual de Klaus foi uma construção gradual e que remonta a dez anos do momento em que estou frente a frente com ele, na sala da casa de sua família, numa manhã de abril.

À bicicleta, primeiro. Durante o ensino médio e o início da faculdade de Música, Klaus acostumou-se a ir para as aulas de bicicleta. Tão logo ingressou na Orquestra Sinfônica de Porto Alegre (Ospa), da qual hoje é o primeiro flautista, começou a juntar dinheiro para comprar um carro. No caso, "um Peugeot

206 Quiksilver, 112 cavalos, freio a disco nas quatro rodas, de 0 a 100 em menos de dez segundos, um carro cheio de onda, o carro que todo gurizão queria ter". Todo "gurizão" exceto Klaus, que não demorou muito a se desiludir com o veículo: ficava preso no trânsito, tinha dificuldade para estacionar e gastava muito com gasolina. Até que viu que um colega de orquestra se dirigia aos ensaios de bicicleta.

– Ele sempre chegava feliz e faceiro. E eu ia de carro, chegava em cima da hora, cansado – recorda.

Klaus resolveu seguir o exemplo, deixar o automóvel na garagem e retomar o hábito de pedalar. Só que, agora, de um jeito diferente: a bicicleta do colega da Ospa não era convencional, e sim importada da Holanda. Klaus quis ter uma igual, mas feita por ele. Procurou algumas instruções na internet, relembrou sua infância de desmontador de objetos familiares e investiu no velho método da tentativa e erro. Construiu uma bike semelhante à do colega, feita de bambu, até hoje preservada como relíquia sentimental, e daí em diante foram outras tantas. Vendeu o carro e transformou parte da garagem da casa em sua oficina, na qual, junto com um amigo, constrói bicicletas de bambu sob encomenda. Já pedalou pelas estradas da serra gaúcha, pela Bahia, Bolívia, Argentina e pelo Peru e Chile. E é assim até hoje; usa o carro da mãe só quando precisa transportar as bikes novinhas até um cliente ou buscar peças para o estoque da oficina. No mais das vezes, pedala ou se desloca a pé, descalço.

Por que descalço, a propósito?

– Eu acho muito estranho [usar sapato]. Para mim seria que nem usar luva na rua. E tem uma relação muito forte de conexão com o momento. De descarregar as energias e entrar uma nova energia, um fluxo. Descalço, cada passo é uma sensação diferente; de sapato, não. Eu reconheço cada lugarzinho, a sensação da calçada, da rua, da grama. É um jeito de se manter no presente.

Klaus só usa sapato para trabalhar. Os ensaios e, naturalmente, as apresentações da orquestra não permitem integrantes tão à vontade, como se estivessem em casa. Mas, nas raras vezes em que frequenta um shopping center ou um supermercado, por exemplo, vai descalço mesmo.

– Alguns seguranças vêm falar comigo. Eu procuro ser elegante com eles, explico que eu tenho direito de andar descalço. Algumas pessoas olham para mim com desprezo e eu olho de volta com amor. É uma coisa tão boba ficar julgando as pessoas por algo tão simples...

Episódios como esses são pouco recorrentes, pois shoppings e supermercados não são o ambiente que ele mais frequenta. Klaus abastece a despensa pessoal e a da família somente com orgânicos comprados numa feira ecológica da cidade. A alimentação, outra de suas marcas registradas, começou a mudar quando namorou uma vegetariana.

– Ela não me beijava logo depois de eu ter comido carne.

Influenciado por ela e pelos amigos do Massa Crítica, que lhe mostraram documentários sobre os bastidores da produção animal, decidiu-se pelo vegetarianismo.

– Decidi assim: "Olha, mesmo que tenha sérios prejuízos para a minha saúde, não vou mais fazer parte disso". Foi interessante, porque minha saúde só começou a melhorar.

Daí evoluiu para o veganismo, que descarta da dieta qualquer produto de origem animal, como leite, ovos e derivados, e, mais adiante, para o frutarianismo, que prescreve a ingestão apenas de frutas, alguns legumes e sementes oleaginosas, como castanhas e amêndoas – só aquilo que a natureza, de fato, ofereça ao homem, sem implicar a destruição de uma vida.

– Chamo de fruta toda a "carne" que existe ao redor de sementes. "Carne" que eu considero sagrada, que de fato é oferecida, que evoluiu para alimentar e é extremamente nutritiva – Klaus explica. – Então, abóbora eu considero fruta, tomate e pepino também, tudo isso eu como. Sementes como amêndoas e castanhas, que dão em árvore e que caem e apodreceriam [se não fossem colhidas], também.

Klaus prossegue na explicação:

– Eu não como cenoura, por exemplo, porque a cenoura é um ser por si só. E eu considero que os nutrientes do corpo dos seres são sagrados aos próprios seres. Pelo que estudei, essa é a alimentação perfeita para o ser humano.

Suas refeições costumam ser compostas de um alimento só. Klaus não mistura tomate e pepino num almoço, por exemplo, porque "envolvem processos digestivos diferentes". O que não o impede de inventar receitas, como os "brigadeiros" de uva-passa e amêndoa triturada, ou os "ovos de Páscoa" formados por castanha e uva-passa processados e colocados numa forma. Suas receitas são um dos raros momentos em que promove alguma alteração no estado original dos alimentos que consome, pois nem sequer costuma cozinhá-los.

– Eu como praticamente só coisas cruas. Tudo sem sal, sem essas coisas. Tu ficas com o paladar mais sutil e percebes toda a gama de sabores existentes. Cada fruta tem uma história um pouquinho diferente da outra. Começas a ver a diferença de uma banana para outra, uma pegou um pouquinho mais de sol, a outra está menos madura...

Como costuma acontecer, a compaixão pelos animais foi um dos motivos para Klaus abolir a carne do seu cardápio. Já a migração para o frutarianismo surgiu da leitura. Klaus visita sites especializados em alimentação e compra muitos livros importados – alguns dos quais, depois de ler, presenteia aos amigos.

– Se as pessoas quiserem seguir esse estilo de vida, a gente pode ser independente inclusive da agricultura. Eu vivo só de coisas que dão em árvore. Carinho e afeto pelos animais, todas as pessoas têm. Elas só precisam do conhecimento para saber que não só não precisam [comer carne], como também que é prejudicial a elas.

Esse modo de pensar impacta até mesmo alguns comportamentos aparentemente banais do dia a dia, como a decisão de não dar esmolas a quem lhe pede nas ruas.

– É muito difícil eu dar dinheiro para alguém que pede, porque o meu dinheiro é a minha energia. E eu não quero que a minha energia seja usada para coisas que eu não acho legais, com as quais eu não concordo.

Por exemplo... comprar carne.

– Os guardadores de carro aqui da rua ficam tirando sarro comigo: "Compra uma galinha para mim!". Aí eu falo para eles que as galinhas são carinhosas, que elas falam. "Como assim, falam?". "Assim, ó: 'pópópópópópó...'" – diverte-se.

Quando os compromissos com a orquestra o levam a compartilhar uma mesa com os colegas em uma churrascaria, por exemplo, Klaus não se faz de rogado. Leva as suas frutas e as consome numa boa. Na sua página em uma rede social, por exemplo, era possível vê-lo em uma foto natalina, em torno de uma ceia tradicional, com peru decorado e tudo o mais, exibindo todo faceiro um cacho de bananas.

– Sutilmente eu vou plantando sementinhas de consciência nos outros. Eu faço dessa a minha vida, um ciclo de vida e renovação. O outro ciclo é o da morte.

E a vida de Klaus envolve apostar no ateliê de bicicletas, que pretende expandir, e continuar fazendo as coisas do jeito que o fazem se sentir bem, sem ligar para o que os outros pensam:

– A gente se preocupa demais. Se a gente fica muito preso nessa questão de o que é que os outros pensam da gente, ficamos escravos disso. E daí não temos livre-arbítrio.

E simplifica o que quer do futuro:

– Para mim, o importante é espalhar coisas boas para o mundo.

...

Maccarini e Klaus, especialmente, parecem nutrir uma relação que vai além do mero respeito pela natureza. Seus princípios, discursos e comportamentos sugerem a sacralização do ambiente natural, numa postura que remete ao Romantismo dos séculos XVIII e XIX. O movimento romântico reagia à instrumentalização da natureza, constituinte do pensamento científico, por enxergar o mundo natural como dotado de valores "estéticos, espirituais ou éticos" (Pádua, 2005, p. 62). Em textos românticos é flagrante a idealização, seja sob a forma "domesticada" da paisagem rural, seja em seu aspecto original, mais "selvagem". Escreve o professor José Augusto Pádua: "[A] defesa romântica dos espaços naturais em um momento de avanço da paisagem industrial e urbana [...] apresenta um paralelo notável com a crítica ecologista do final do século XX [...]. O desconforto diante da crescente arrogância da tecnosfera industrial, em seu projeto de domínio sobre as forças naturais, aproxima o atual ecologismo da tradição romântica" (idem, p. 63).

E, citando o historiador inglês Keith Thomas, complementa: "[...] a cultura moderna de preservação da natureza, paradoxalmente, nasceu no contexto urbano da civilização industrial" (idem, p. 69).

"No entanto, a história da humanidade é a história da intervenção na natureza para domá-la", lembra o sociólogo Domenico de Masi (2000, p. 82). "Para isto desviamos rios, inventamos o para-raios, casas e remédios". A ideia de uma natureza intocada e intocável não condiz com o que tem sido a aventura humana na Terra desde sempre. O jornalista canadense J. B. MacKinnon (2012; edição on-line) acrescenta: "O mundo natural tem sido crescentemente visto como amável e como território do espírito. Em alguns casos, essa visão é efetivamente religiosa ou quase religiosa [...]. [H]á um sério problema com nossa ideia de uma natureza sacra. [...] Se nós experimentamos a natureza como um lugar de abrigo e conforto, é em larga medida porque nós a fizemos assim. [...] Nós preferimos a natureza quando ela não nos ameaça".

É possível enxergar paralelo entre a atual sacralização da natureza e o movimento transcendentalista, do qual Henry Thoreau fazia parte, inclusive nas críticas de que são alvo. Não são poucos os que viam e ainda veem uma profunda contradição entre o pensamento de Ralph Emerson, Thoreau e outros tantos, e a realidade vivenciada por eles; todos enalteciam a natureza, cenário idílico consagrado à fruição do espírito e ao pensamento, ao mesmo tempo que moravam em cidades. Quando testados em suas próprias convicções, não teriam sido muito convincentes, segundo os críticos; Thoreau, a despeito do gosto notório pelas caminhadas em meio ao verde, resistiu apenas dois anos nos bosques. O ambiente intocado e idealizado de certas visões ambientalistas seria, dessa forma, tanto quanto o paradigma cientificista pró-crescimento, uma elaboração cultural, uma ideologizada visão de mundo – nem mais nem menos verdadeira que qualquer outra, apenas uma entre tantas a disputar atenção e apoio no mercado das ideias.

Daí que José Lutzenberger, citado na abertura deste capítulo como inspiração de muitos ambientalistas brasileiros, não fosse exatamente consenso entre seus pares. Paulo Nogueira-Neto, outro dos pioneiros do movimento verde no Brasil, compartilhou com Lutz viagens, seminários e mesas de negociação ao longo de três décadas. Embora respeitasse enormemente o ecologista gaúcho, divergia bastante de muitas de suas posições públicas. Em seu diário, escreveu certa vez que "Lutzenberger é um orador brilhante, mas fica nas esferas teóricas. Discordo dele quando [...] se mostra panteísta, dizendo que a natureza é sagrada ou quase". E fazia um lembrete, quem sabe um alerta: "Ele gostaria de viver num mundo utópico" (Nogueira-Neto, 2010, p. 779).

CAPÍTULO 10
A LABORIOSA CONQUISTA

Pouco mais de um século desde que Charles Wagner proferiu seu discurso em Nova York, espécie de marco inaugural da simplicidade voluntária nos Estados Unidos, a ideia do que venha a ser uma vida mais simples percorreu um itinerário curioso. De Wagner, um pastor protestante, passou pelas mãos de Richard Gregg, teórico pacifista que se espelhava em Gandhi, líder político adepto do budismo. Ganhou impulso durante os anos que imediatamente antecederam e sucederam a Grande Depressão, graças aos descontentes com os rumos da sociedade industrial, foi esquecida durante um bom par de décadas e só retomada com força durante a crise do petróleo, nos anos 1970. Desde então, emerge e submerge ao sabor do espírito do tempo e, principalmente, das oscilações econômicas, embora não seja exagero afirmar que tenha se firmado como uma das inúmeras manifestações que constituem o mosaico sociocultural da América – sem jamais deixar de prestar tributo e reverência a Henry David Thoreau, seu precursor mais remoto.

    Nesse trajeto, a simplicidade voluntária transformou-se. Tornou-se menos baseada em princípios religiosos e mais no bem-estar individual; menos voltada à autocontrição e mais atenta ao que circunda o ser humano, como o meio ambiente; menos formatada como cartilha moral do que como cardápio sugestivo de soluções para o dia a dia. Nada que surpreendesse Duane Elgin, iniciador da fase "contemporânea" da simplicidade, que já no início dos anos 1980 escrevia não existirem "normas fixas para definir esta abordagem de vida" (Elgin,

1993, p. 83). Atualizando o vocabulário, poderia se chamar a simplicidade voluntária de um "software livre", uma concepção de vida em permanente transformação, passível de ser apropriada por diferentes pessoas, de diferentes maneiras.

Eis aí seu mérito maior e sua maior fonte de vigor, creio. Trata-se de uma proposição de vida bastante apropriada aos tempos atuais. Ao não prescrever um *modus vivendi* único, obrigatório, a simplicidade habilita-se a circular com mais desenvoltura pelos meandros de uma sociedade avessa a imposições. Praticamente todo o discurso da vida simples – exceção feita àqueles de natureza mais política, como os professados por parte dos autores franceses – mostra-se perfeitamente coadunado ao princípio da liberdade de escolha e do individualismo. "A simplicidade voluntária é, acima de tudo, uma maneira de escolher livremente as prioridades pessoais e tentar vivê-las cada vez melhor [...] [m]esmo que, para chegar nela, os adeptos [...] sintam a necessidade de [...] reduzir suas necessidades financeiras e seu nível de vida" (Boisvert, 2005, p. 80), escreve um autor (curiosamente, francês). Nada mais factível, moderado e repleto de bom senso – e, em certo sentido, conservador, uma vez que a simplicidade voluntária propõe, na impossibilidade de transformarem o mundo, que as pessoas *se* transformem.

Não causa espanto, portanto, que a simplicidade voluntária como a conhecemos hoje tenha sido concebida justamente na década de 1970, aquela na qual os ideais sessentistas começaram a ser desfeitos, dando lugar a soluções pessoais, e não coletivas. A simplicidade critica o "sistema", mas não o combate diretamente; não se propõe a alterá-lo, e sim ao indivíduo. Do ponto de vista político, poderia ser definida como uma estratégia adaptativa de vida, pois oferece uma forma de se sentir confortável no mundo, e não de reformá-lo. E, quem sabe, uma forma mais efetiva de resistência, uma vez que o maior temor do *mainstream* talvez não seja de que se "ocupe Wall Street", e sim de que se enxergue vida fora da galáxia habitada. A descoberta (ou seria a *criação*?) de sentidos externos ao "sistema" é sua ameaça mais concreta e temível, pressupõe-se.

Isso não isenta a simplicidade de certos paradoxos, claro, especialmente mais evidentes entre os brasileiros. Qualquer adoção de modos ditos "alternativos" de vida, descolados do *mainstream*, depende de reforço positivo para se solidificar entre os seus adeptos e conquistar novos interessados. Esse reforço pode ter duas origens. A primeira, os pares; quanto mais uma pessoa convive com outras que pensam de maneira semelhante, mais empedernidas ficam suas próprias convicções. Porém, exceto em alguns grupos mais articulados, como os ambientalistas e os religiosos, essa fonte de reforço é limitada no Brasil. De todas as pessoas com as quais conversei para esta pesquisa – 31 ao todo, 19 delas retratadas neste livro –, menos de um terço me foi indicada por participantes da própria pesquisa. Das demais, tomei conhecimento pela imprensa ou por um acaso qualquer. Um indicativo de que, para boa parte dos *simplifiers* brasileiros, tal reforço teria de ser buscado fora do círculo de convivência mais próximo.

E quem poderia oferecê-lo? Justamente a segunda e mais controversa fonte, o mercado, capaz de legitimar escolhas de vida ao transformá-las em produtos, serviços e tema de peças publicitárias e jornalísticas. O mesmo mercado que fez de Che Guevara estampa de biquíni; do punk, um estilo de butique; e da ecologia, uma sacola de pano.

O mercado, contudo, é parte daquilo de que a simplicidade quer se distanciar, não sem razão: no momento em que ajuda a reconhecer como válidos modos de vida fora dos padrões, ajuda a corrompê-los, subvertendo sua essência e os tornando inócuos do ponto de vista ideológico. E a maneira mais fácil de o mercado captar esses modos de vida se dá justamente quando é possível identificá-los em grupos devidamente organizados, constituintes daquilo que os marqueteiros chamam de "comunidades" – pessoas com interesses afins e que compartilham algum grau de interação. A inexistência de espaços reais ou virtuais para troca de ideias ou simples socialização entre *simplifiers* – ou sua divulgação restrita – limitou e limita a possibilidade de identificação de seu potencial comercial, tornando-o pouco sujeito à captura. Nesse sentido, a desarticulação é menos um fardo que uma virtude; o melhor, mesmo, é que Sônia não saiba de Anamaria, que não conheça Paulo Roberto, que nunca tenha ouvido falar de Juca, que ignore a existência de Naia: só assim a integridade de princípios de cada um poderá permanecer intacta.

...

Seguindo debruçado sobre as personagens brasileiras, vale lembrar que o maior diferencial da simplicidade voluntária é sua oposição ao consumo e ao trabalho como elementos centrais da vida, definidores da identidade social e de um pretenso valor simbólico dos indivíduos. Embora se sirva da espiritualidade e do ambientalismo para amarrar seu pacote de propostas, é no questionamento da vida restrita ao circuito escritório-shopping-casa que a simplicidade acrescenta algo de novo e contemporâneo à paisagem das ideias. Pois foi justamente nesses dois territórios, consumo e trabalho, que os entrevistados mais demonstraram prescindir de um ideário externo para levar a cabo suas motivações simplificadoras, fossem elas pequenas (livrar-se do excesso de coisas, como Danuza Leão) ou grandes (mudar completamente de vida, como Sônia Griebeler, Anamaria e o pessoal de Barra Grande). Exceto por Carlos Alberto Capra, Jorge Mello e Paulo Roberto Silva, que se serviram de filosofias de vida mais apropriadas àquilo que sentiam e pensavam – o voluntariado, o comunialismo ou a própria simplicidade voluntária –, os demais tomaram decisões eminentemente individuais, sem outro amparo que não fosse o das próprias convicções.

Entre aqueles cujo tema norteador foram a religião ou o ambientalismo, as guinadas de vida ocorreram quando um conjunto de princípios organizado, quase doutrinário, veio acolher suas inquietações, permitindo e legitimando a mudança pela qual ansiavam. Eram todos potenciais atores à procura de um papel, e o encontraram; os que não tiveram essa "sorte", como a maioria dos entrevistados mencionados nos parágrafos anteriores, criaram seu próprio *script*. (Estevam Assis é um caso *sui generis*: seu *modus pensandi* é uma herança familiar ancorada desde sempre em um catolicismo fervoroso.)

Tenho especial simpatia pela trajetória daquelas personagens alheias a ideários mais articulados. Não que rejeite visões de mundo pautadas por religião, ecologia, solidariedade ou pela própria simplicidade; atrai-me, no entanto, a ideia de que algumas pessoas conseguem inventar as próprias soluções, mesmo que diminutas, sem o auxílio de manuais. A despeito do tanto que se fala das pressões coletivas em prol de determinados modelos de vida, oriundas "da sociedade e da mídia" (para ficar em um lugar-comum), nada anula a responsabilidade do indivíduo para com a própria existência. Como bem recorda o intelectual britânico Richard Reeves (2004, p. 24): "O indivíduo está substituindo firmemente o coletivo como lugar da ação, análise e conflito político. Não que todos estejam se tornando mais egoístas, mas que o eu está se tornando mais importante como unidade política do que a classe ou o grupo. [...] Muitas das maiores batalhas em curso – por exemplo, entre trabalho e vida, saúde e obesidade, boa e má parentalidade – estão sendo travadas *no interior* dos indivíduos, e não *entre* eles" (grifos meus).

Creio que, no caso específico dessas pessoas, flagrou-se um pouco desse fenômeno que, Reeves (2004, p. 24) completa, tem implicações políticas: "Um maior entendimento dos processos individuais se tornarão mais importantes para os políticos também. Muitas das mudanças que os políticos querem ver promovidas – saúde melhor, vida familiar mais estável, produtividade superior – dependem da ação individual e não da coletiva. Até o momento não há teorias políticas bem articuladas sobre o indivíduo".

Ainda dentro dos grupos consumo-trabalho, estendo (ou redobro, em alguns casos) minha simpatia àqueles que empreenderam reformas aparentemente mais modestas em suas vidas, sem depender, para tanto, de um retiro espiritual ou de uma mudança de cidade. Caso de Danuza, que mudou para um apartamento menor; Capra, que investiu no trabalho voluntário; Mello, que, em vez de tentar reingressar no serviço público após o fracasso empresarial, preferiu conhecer Findhorn e o Schumacher College, e difundir seus princípios por aqui; e Silva, que abriu mão de oportunidades de trabalho para refugiar-se em um sítio urbano. São todos merecedores de uma pequena distinção pelo que representa a postura de fazer diferente em meio à pressão, tácita, explícita ou imaginária, de família, amigos e colegas. Se a autonomia e o controle sobre a própria vida são vetores da felicidade, a aprovação externa é seu inimigo figadal (Lane, 2000). Como bem se disse sobre Thoreau: "é preciso coragem para manter independência em meio a pessoas que o conheceram a vida toda" (Gross, 2000, p. 233), e essa coragem eles demonstraram.

Uma coragem, claro, impossível fora de circunstâncias materiais favoráveis. A simplicidade, confirmou-se no Brasil, manifesta-se entre aqueles que já viram suas necessidades fundamentais atendidas e, em alguns casos, até já desfrutaram de certos privilégios e caprichos. A própria simplicidade voluntária, como ideia, movimento ou estilo de vida, só nasce e se fortalece em uma sociedade materialmente abundante como a atual, especialmente quando capaz de flagrar que certas demandas humanas não encontram satisfação na economia de mercado. Ainda que se argumente que se trata, na prática, de uma falsa contradição – o capitalismo apenas organiza o sistema de produção, sem propor solução para aquilo que não esteja sob a ordem econômica –, não é assim que um de seus pilares se anuncia, todos os dias, nos comerciais de TV ou na vitrine das lojas; o consumo assumiu parte do lugar que pertencia às antigas tradições na tentativa de responder a questões humanas. No entanto, a despeito de sua importância cultural como mediador das relações humanas, ele não foi capaz de anular o espírito crítico ou desprover os sujeitos de iniciativas que o contrariem, como bem mostra a história da simplicidade voluntária e as trajetórias narradas ao longo deste livro. Sob esse aspecto, os vaticínios mais sombrios quanto a uma suposta apatia social derivada da emergência de sociedades e culturas de consumo não se confirmaram.

Se o consumo serve à construção de identidades sociais, o trabalho não fica atrás. E, quanto a isso, o leitor deve ter atentado para uma peculiaridade do perfil dos brasileiros retratados aqui. Recordemos: Sônia Griebeler, Anamaria Kovaltch, Tatiana Rafaini e Miloca são microempresárias; Danuza Leão, Carlos Alberto Capra, Jorge Mello e Luis Alberto Maccarini, profissionais liberais; Paulo Roberto Silva, Luiz Jacques Saldanha, Naia Oliveira e Klaus Volkmann, funcionários públicos; Carlos Ribeiro e Marcia Setti, executivos aposentados; Ricardo Setti é funcionário de uma empresa privada, embora não desempenhe mais funções executivas nem mantenha rotina nos moldes convencionais; e Estevam Assis é sócio de uma grande empresa. (Juca, Andiara e Mariana, à época da nossa conversa, estavam afastados de suas atividades profissionais e por isso não entram na listagem.) Se eu ampliasse o rol para os entrevistados que não foram retratados neste livro, o número de funcionários públicos e profissionais liberais aumentaria, e o de empregados de companhias privadas ganharia apenas mais um nome.

Mera coincidência? Não creio. A "[...] cultura corporativa suprime a liberdade interior e exterior. [...] Muitas pessoas se sentem com raiva, temerosas, doentes ou desmoralizadas pelo crescente poder das corporações sobre suas vidas" (Kanner e Soule, 2004, p. 61), escrevem dois psicólogos norte-americanos. Algo observável no Brasil também, especialmente nos últimos vinte anos: à medida que se intensificam os esforços competitivos do setor privado, na esteira da modernização econômica, as empresas se tornam ambientes que não só consomem mais tempo de seus empregados, como puderam atestar as pesquisas mencionadas anteriormente, como também tendem a anular manifestações de alteridade. A descoberta ou invenção de formas diferentes de levar a vida ou de lidar com as demandas do cotidiano exige algum tempo ocioso, uma significativa dose de segurança material e inegável disposição anímica para vislumbrar interesses outros que não caibam na pauta empresarial. Alguém poderá argumentar, não sem razão, que a predisposição à vida simples é justamente um traço de personalidade que conduz certas pessoas a atividades menos estressantes e sem tantos sobressaltos, como o serviço público, ou que lhes garantam mais autonomia e flexibilidade, como os pequenos negócios e o trabalho por conta própria. Só que o contrário também é verdadeiro: as companhias privadas desestimulam a descoberta e a invenção de "outros conceitos" de vida, para usar uma expressão de Jorge Mello, ao predefinir limites estritos dentro dos quais seus profissionais deverão exercitar suas parcas escolhas. Conforme escreveram Joe Dominguez e Vicki Robin (2007, p. 300): as "empresas compram não apenas o nosso trabalho mas também a nossa personalidade, com as suas normas culturais não explícitas a respeito de quem fala com quem, o que vestir, onde as pessoas de vários níveis almoçam, quantas horas extras você tem que trabalhar para ser 'visível' e centenas de outras escolhas cotidianas".

De fato, é mais comum entre aqueles que atuam na iniciativa privada fazer do trabalho sua principal atividade, sua fonte de realização (ou frustração) e identidade, seja por gosto, seja por necessidade; e, uma vez que se esteja "trabalhando arduamente em uma organização competitiva, não é fácil sair"[1].

...

Interpretações à parte, as histórias de vidas simples que constituem este livro valem por si. Pelo que representam como trajetória pessoal, pelo significado que emprestam a seus protagonistas e pela potencial identificação com os leitores. Sobre esse último aspecto, vale registrar que não foi o objetivo, ao narrá-las, necessariamente servir de inspiração ou incentivo para quem quer que esteja interessado em "simplificar a vida", e sim analisar um fenômeno de comportamento a partir de casos reais. A simplicidade voluntária não constitui um estilo de vida melhor ou pior do que qualquer outro, apenas diferente. A intenção de trazer à tona as histórias de personagens tão diversas quanto as que perfizeram esta "amostra" foi entender motivações, obstáculos e dilemas dos que optam por viver na contracorrente. Cada um a seu modo, lidando com seu próprio repertório de ambições e limitações, os protagonistas das histórias reunidas neste livro deram razão, mais de um século depois, a uma das assertivas de Charles Wagner acerca da simplicidade: a de que não se trata de "um dom herdado", e sim do "resultado de uma laboriosa conquista" (Vandenbroeck, 1996, p. 13).

---

[1] Menção de um entrevistado a Whybrow (2005, p. 176).

BIBLIOGRAFIA

ACKERMAN, Joy Whiteley. *Walden: a Sacred Geography* [Dissertação de Doutorado]. New England: Antioch University, 2005.

ALVES, Daniel. *Seres de Sonho: Percursos Religiosos e Práticas Espirituais num Centro Budista ao Sul do Brasil* [Dissertação de Mestrado]. Rio Grande do Sul: Universidade Federal do Rio Grande do Sul, Instituto de Filosofia e Ciências Humanas, Programa de Pós-graduação em Antropologia Social, 2004.

ANDERSEN, Kurt. The End of Excess: Is This Crisis Good for America? *Time*, 26 mar. 2009.

ANDREWS, Cecile; URBANSKA, Wanda. Inspirando as Pessoas a Ver que Menos é Mais. In: THE WORLDWATCH INSTITUTE. *Estado do mundo: transformando culturas, do consumismo à sustentabilidade*. São Paulo: Instituto Akatu, 2010.

ARISTÓTELES. Ética a *Nicômaco*. São Paulo: Martin Claret, 2008. 241 p.

ARNOLD, Jeanne E. et al. *Life at Home in the Twenty-First Century*. Los Angeles: Cotsen Institute of Archaeology, 2012. 180 p.

BAILEY, Michael D. Religious Poverty, Mendicancy, and Reform in the Late Middle Ages. *The American Society of Church History*, v. 72, n. 3, p. 457-483, set. 2003.

BARBOSA, Lívia. Apresentação. In: BARBOSA, LÍVIA; CAMPBELL, COLIN (orgs.). *Cultura, Consumo e Identidade*. Rio de Janeiro: FGV, 2006. 204 p.

BARTON, Dorothy Leonard; ROGERS, Everett M. Voluntary Simplicity. *Advances in Consumer Research*, v. 7, p. 28-34, 1980.

BARTON, Dorothy Leonard. Voluntary Simplicity Lifestyles and Energy Conservation. *Journal of Consumer Research*, v. 8, n. 3, p. 243-252, dez. 1981.

BEKIN, Caroline; CARRIGAN, Marylyn; SZMIGIN, Isabelle. Defying Marketing Sovereignty: Voluntary Simplicity at New Consumption Communities. *Qualitative Market Research: an International Journal*, v. 8, n. 4, p. 413-429, 2005.

BELK, Russel. Possessions and the Extended Self. *Journal of Consumer Research,* v. 15, set. 1988.

BOISVERT, Dominique. *L'ABC de la Simplicité Volontaire*. Montreal: Les Editions Écosocieté, 2005. 158 p.

BOHLEN, Betsy; CARLOTTI, Steve; MIHAS, Liz. How the Recession Has Changed us Consumer Behavior. *The Mckinsey Quarterly,* dez. 2009.

BONDER, Nilton. *Ter ou Não Ter, Eis a Questão!* Rio de Janeiro: Elsevier, 2006. 131 p.

BORSODI, Ralph. *This Ugly Civilization*. Nova York: Simon & Schuster, 1929.

_____. *Flight from the City*. Nova York: Harper & Brother, 1933. 194 p.

BOTTON, Alain de. *Os Prazeres e Desprazeres do Trabalho: Reflexões sobre a Beleza e o Horror do Ambiente de Trabalho Moderno*. Rio de Janeiro: Rocco, 2009. 328 p.

BROOKS, David. Conspicuous "Simplicity". In: DOHERTY, Daniel; ETZIONI, Amitai. *Voluntary Simplicity: Responding to Consumer Culture*. Maryland: Rowman & Littlefield Publishers, 2003. 210 p.

BROPHY, Beth. Stressless – and Simple – in Seattle. *U. S. News & World Report*, p. 96-97, 11 dez. 1995.

BRUN, Jean. *Sócrates, Platão, Aristóteles*. Lisboa: Dom Quixote, 1994. 297 p.

BURDICK, Timothy James. The Testimony of Quaker Simplicity. *Quaker History and Polity*, 15 abr. 2007.

BURKE, Janine. *Deuses de Freud: A Coleção de Arte do Pai da Psicanálise*. Rio de Janeiro: Record, 2010. 459 p.

BURROUGHS, James E.; RINDFLEISCH, Aric. "Materialism and Well-Being: a Conflicting Values Perspective". *Journal of Consumer Research*, v. 29, p. 348-370, dez. 2002.

CAIN, William E. (org.). *A Historical Guide to Henry David Thoreau*. Nova York: Oxford University Press, 2000. 285 p.

CAMPBELL, Colin. *A Ética Romântica e o Espírito do Consumismo Moderno*. Rio de Janeiro: Rocco, 2001. 400 p.

_____. "Eu Compro, Logo Eu Sei que Existo: as Bases Metafísicas do Consumo Moderno". In: BARBOSA, LÍVIA; CAMPBELL, COLIN (orgs.). *Cultura, Consumo e Identidade*. Rio de Janeiro: FGV, 2006. 204 p.

CASTRO, Janice. "The Simple Life: Goodbye to Having it All". *Time*, 8 abr. 1991.

CECHIN, Andrei; PACINI, Henrique. "Economia Verde: Por Que o Otimismo Deve Ser Aliado ao Ceticismo da Razão". *Estudos Avançados*, v. 26, n. 74, p. 121-135, 2012.

CENSUS BUREAU. *Statistical Abstract of the United States*, 2008.

CHERRIER, Hélène; MURRAY, Jeff B. "Reflexive Dispossession and the Self: Constructing a Processual Theory of Identity". *Consumption, Markets and Culture*, v. 10, n. 1, p. 1-29, mar. 2007.

CRAIG-LEES, Margaret; HILL, Constance. "Understanding Voluntary Simplifiers." *Psychology and Marketing*, v. 19, n. 2, p. 187-210, fev. 2002.

CRAWFORD, Matthew B. "Shop Class as Soulcraft". *The New Atlantis*, verão 2006.

CROSS, Gary. "A Right to Be Lazy? Busyness in Retrospective." *Social Research*, v. 72, n. 2, p. 263-286, verão 2005.

DEAN, Bradley P.; SCHARNHORST, Gary. "The Contemporary Reception of 'Walden'". *Studies in the American Renaissance*, p. 293-328, 1990.

DEAN, Bradley P. "Rediscovery at Walden: the History of Thoreau's Bean-Field." *The Concord Saunterer*, v. 12/13, p. 86-137, 2004/2005.

DEJOURS, Christophe. "Subjetividade, Trabalho e Ação." *Revista Produção*, v. 14, n. 3, p. 27-34, set./dez. 2004.

DESMOND, John; McDONAGH, Pierre; O'DONOHOE, Stephanie. "Counter-Culture and Consumer Society." *Consumption, Markets and Culture*, v. 4, n. 3, p. 241-279, 2000.

DIDEROT, Denis. "Regrets for my Old Dressing Gown, or A Warning to Those Who Have More Taste than Fortune." In: *Oeuvres Completes*, v. 4. Paris: Garnier Fréres, 1875. (Trad. Mitchell Abidor.)

DOHERTY, Daniel. "Preface". In: DOHERTY, Daniel; ETZIONI, Amitai. *Voluntary Simplicity: Responding to Consumer Culture*. Maryland: Rowman & Littlefield Publishers, 2003. 210 p.

DOMINGUEZ, Joe; ROBIN, Vicki. *Dinheiro e Vida: Mude a sua Relação com o Dinheiro e Obtenha Independência Financeira*. São Paulo: Editora Cultrix, 2007. 424 p.

DUHOT, Jean-Jöel. *Epicteto e a Sabedoria Estoica*. São Paulo: Edições Loyola, 2006. 239 p.

DUPAS, Gilberto. *O Mito do Progresso*. São Paulo: Editora da Unesp, 2006. 309 p.

DURNING, Alan. "How Much Is Enough?" In: SCHUT, Michael (org.). *Simpler Living, Compassionate Life: a Christian Perspective*. Nova York: Morehouse Publishing, 2008. 296 p.

EASTERBROOK, Gregg. *The Progress Paradox: How Life Gets Better while People Feel Worse*. Nova York: Random House, 2003. 376 p.

EGOL, Matthew et. al. *The New Consumer Frugality: Adapting to the Enduring Shift in U.S. Consumer Spending and Behavior*. Booz&Co., 2010.

ELGIN, Duane; MITCHELL, Arnold. Voluntary Simplicity. *The Co-Evolution Quarterly*, verão 1977.

ELGIN, Duane. *Simplicidade Voluntária: em Busca de um Estilo de Vida Exteriormente Simples, mas Interiormente Rico*. São Paulo: Editora Cultrix, 1993.

ELSBACH, Kimberly; CABLE, Daniel. Why Showing your Face at Work Matters. *MIT Sloan Management Review*, v. 53, n. 4, p. 10-12, verão 2012.

EMERSON, Ralph Waldo. *Thoreau*. The Thoreau Institute at Walden Woods: Thoreau's Life & Writings, 1895.

EPICURO. *Carta sobre a Felicidade (a Meneceu)*. São Paulo: Editora da Unesp, 2002.

ETZIONI, Amitai. "Voluntary Simplicity: Characterization, Select Psychological Implications, and Societal Consequences." *Journal of Economic Psychology*, v. 19, p. 619-643, 1998.

_____. "Introduction: Voluntary Simplicity – Psychological Implications, Societal Consequences." In: DOHERTY, Daniel; ETZIONI, Amitai. *Voluntary Simplicity: Responding to Consumer Culture*. Maryland: Rowman & Littlefield Publishers, 2003. 210 p.

FOSTER, Richard J. *Freedom of Simplicity: Finding Harmony in a Complex World*. Nova York: Harper One, 2005.

_____. "The Discipline of Simplicity." In: SCHUT, Michael (org.). *Simpler Living, Compassionate Life: a Christian Perspective*. Nova York: Morehouse Publishing, 2008.

FRAGA, Erica. "E-mail e Celular Estendem Jornada de Trabalho para Casa e até as Férias." *Folha de S. Paulo*, 28 nov. 2011.

FROMM, Erich. *Ter ou Ser?* 4. ed. Rio de Janeiro: Guanabara, 1987.

FURIUS, Lucius. "Thoreau: Genius Ignored." In: LENAT, Richard. *The Thoreau Reader*. Ames: Iowa State University, 2009. Disponível em: <http://thoreau.eserver.org>. Acesso em: 24 jun. 2014.

GARDNER, Marilyn. "Did Thoreau Have It Right as a Model Non--Consumer?" *Christian Science Monitor*, 23 fev. 2000.

GOFFMAN, Ken; JOY, Dan. *Contracultura através dos Tempos*. Rio de Janeiro: Ediouro, 2007. 430 p.

GOLDBERG, Carey. "Choosing the Joys of a Simplified Life." *The New York Times*, 21 set. 1995.

_____. Joe Dominguez, 58, "Championed a Simple and Frugal Life Style." *The New York Times*, 27 jan. 1997.

GONÇALVES, Daniel Nunes. "O Futuro Mais Simples." *National Geographic*, out. 2011.

GRAAF, John de. "Reduzindo a jornada de trabalho como um caminho para sustentabilidade." In: THE WORLDWATCH INSTITUTE. *Estado do Mundo: Transformando Culturas, do Consumismo à Sustentabilidade*. São Paulo: Instituto Akatu, 2010.

GREGG, Richard B. *The Value of Voluntary Simplicity*. Wallingford: Pendle Hill Essays, 1936.

GROSS, Robert A. "That Terrible Thoreau: Concord and Its Hermit." In: CAIN, William E. (org.). *A Historical Guide to Henry David Thoreau*. Nova York: Oxford University Press, 2000.

HEATH, Joseph; POTTER, Andrew. *The Rebel Sell: How the Counterculture Became Consumer Culture*. Capstone: West Sussex, 2006.

HENDERSON, Carter. "Living the Simple Life." *Human Resource Management*, v. 16, n. 3, out. 1977.

HENKOFF, Ronald. "Is Greed Dead?" *Fortune*, 14 ago. 1989.

HILL, Graham. "Living with Less. A Lot Less." *The New York Times*, 9 mar. 2013.

HOAG, Ronald Wesley. "Walden, the Place". In: LENAT, Richard. *The Thoreau Reader*. Ames: Iowa State University, 2009. Disponível em: <http://thoreau.eserver.org>. Acesso em: 24 jun. 2014.

HODGKINSON, Tom. *How to Be Free*. Londres: Penguin Books, 2005.

HUNEKE, Mary E. "The Face of the Un-Consumer: An Empirical Examination of the Practice of the Voluntary Simplicity in the United States." *Psychology and Marketing*, v. 22, n. 7, p. 527-550, maio 2005.

IHU Online. "O Decrescimento é uma Questão de Consciência, afirma Jacques Grinevald." 18 maio 2007. Disponível em: <http://www.ihu.unisinos.br/noticias/noticias-arquivadas/7218-%60o-decrescimento-e-uma-questao-de-consciencia%60-afirma-jacques-grinevald.>. Acesso em: 24 jun. 2014.

_____. "Decrescimento. Latouche, a Felicidade com Menos. 'Melhor Lixo é Aquele Não Produzido...'", 28 fev. 2008. Disponível em: <http://www.ihu.unisinos.br/noticias/noticias-arquivadas/12353-decrescimento-latouche-a-felicidade-com-menos-%60melhor-lixo-e-aquele-nao-produzido%60>.

_____. "Decrescimento ou Barbárie!" Entrevista especial com Serge Latouche, 1º jun. 2009. Disponível em: <http://www.ihu.unisinos.br/entrevistas/22729-decrescimento-ou-barbarie-entrevista-especial-com-serge-latouche>. Acesso em 24 jun. 2014.

INSTITUTO BRASILEIRO DE GEOGRAFIA E ESTATÍSTICA (IBGE). *Censo Demográfico: Características Gerais da População, Religião e Pessoas com Deficiência*. Rio de Janeiro: IBGE, 2010.

INSTITUTO DE PESQUISA ECONÔMICA APLICADA (IPEA). *Sistema de Indicadores de Percepção Social: Trabalho e Tempo Livre*. Rio de Janeiro: Ipea, mar. 2012.

JAMES, Elaine St. *Simplifique sua Vida: 100 Maneiras de Eliminar o Stress*. São Paulo: Siciliano, 1995.

JIMENEZ, Carla. "Slim Quer que Você Trabalhe Menos." *IstoÉ Dinheiro*, n. 767, 20 jun. 2012.

JOHNSON, Kevin L. "Why I Chose the Simple Life – or 'What? I Gotta Work for 40 Years?'" Disponível em: <http://earthstar.newlibertyvillage.com/>. Acesso em: 2 nov. 2014.

KAHNEMAN, Daniel et al. "Would You Be Happier if You Were Richer? A Focusing Illusion." *Science*, v. 312, n. 1908, 30 jun. 2006.

KAHNEMAN, Daniel; DEATON, Angus. "High Income Improves Evaluation of Life but Not Emotional Well-Being." *PNAS Early Edition*, 4 ago. 2010.

KANNER, Allen D.; SOULE, Renée G. "Globalization, Corporate Culture, and Freedom." In: KASSER, Tim; KANNER, Allen D. (orgs.). *Psychology and Consumer Culture*. Washington: American Psychological Association, 2004.

KARNAL, Leandro et al. *História dos Estados Unidos: Das Origens ao Século XXI*. São Paulo: Editora Contexto, 2008.

KASSER, Tim. *The High Price of Materialism*. Massachusetts: Bradford, 2002.

KEHE, Marjorie. "Why You Shouldn't Really Buy This Book." *The Christian Science Monitor*, 7 mar. 2006.

KISS, Marilyn. "More to Say on 'Pursuit of Less'". *The New York Times*, 7 set. 2000.

KOSEK, Joseph Kip. "Richard Gregg, Mohandas Gandhi, and the Strategy of Nonviolence." *The Journal of American History*, p. 1318--1348, mar. 2005.

KÜSTENMACHER, Werner Tiki; SEIERT, Lothar. *Simplifique sua Vida*. São Paulo: Fundamento Educacional, 2004.

LAFARGUE, Paul. *O Direito à Preguiça*. São Paulo: Editora Claridade, 2003.

LA FERLA, Ruth. "Living the Edited Life: the Materialism of Scaling Back." *The New York Times*, 21 jan. 2001.

LAKSHMINARYANAN, Venkast; CHEN, M. Keith; SANTOS, Laurie R. "Endowment Effect in Capuchin Monkeys." *Philosophical Transactions of The Royal Society B*, v. 363, p. 3837-3844, dez. 2008.

LANE, Robert E. *The Loss of Happiness in Market Democracies*. New Haven: Yale University Press, 2000. 465 p.

LASTOVICKA, John L. et al. "Lifestyle of the Tight and Frugal: Theory and Measurement." *Journal of Consumer Research*, v. 26, p. 85-98, jun. 1999.

LATOUCHE, Serge. "O Decrescimento como Condição de uma Sociedade Convivial." *Cadernos IHU Ideias*, ano 4, n. 56, 2006.

_____. *Petit Traité de la Décroissance Sereine*. Paris: Éditions Mille et une nuits, 2010a. 172 p.

_____. *Le Pari de la Décroissance*. Paris: Librairie Arthème Fayard/Pluriel, 2010b. 320 p.

_____. "O Decrescimento e o Sagrado." *Cadernos IHU Ideias*, ano 10, n. 168, 2012.

LEFEBURE, Leo D. "Divergence, Convergence: Buddhist-Christian Encounters." *The Christian Century*, v. 113, n. 29, p. 964, 16 out. 1996.

_____. "Cardinal Ratzinger's Comments on Buddhism." *Buddhist-Christian Studies*, v. 18, p. 221-223, 1998.

LENAT, Richard. "The Walden Express." In: LENAT, Richard. *The Thoreau Reader*. Ames: Iowa State University, 2009. Disponível em: <http://thoreau.eserver.org>. Acesso em: 24 jun. 2014.

_____. "The Maine Woods: Reviews." In: LENAT, Richard. *The Thoreau Reader*. Ames: Iowa State University, 2009a. Disponível em: <http://thoreau.eserver.org>. Acesso em: 24 jun. 2014.

LEVINSON, Daniel J. et al. *The Seasons of a Man's Life*. Nova York: Alfred A. Knopf, 1985.

LEWIS, David; BRIDGES, Darren. *A Alma do Novo Consumidor*. São Paulo: M. Books, 2004.

LOOMIS, Mildred. "Ralph Borsodi's Principles for Homesteaders." *Land & Liberty*, nov.-dez. 1978.

LOREAU, Dominique. *L'Art de la Simplicité*. Paris: Éditions Robert Laffont, 2005. 316 p.

MACKINNON, J. B. "False Idyll." *Orion Magazine*, maio-jun. 2012. Disponível em: http://www.orionmagazine.org/index.php/articles/article/6807/. Acesso em: 24 jun. 2014.

MALACHUK, "Daniel S. Thoreau's Maine: 'A Still More Perfect & Glorious State'." In: LENAT, Richard. *The Thoreau Reader*. Ames: Iowa State University, 2009. Disponível em: <http://thoreau.eserver.org>. Acesso em: 24 jun. 2014.

MANO, Cristiane; IKEDA, Patricia. "Qual é o Limite?" *Exame*, p. 46-55, 31 out. 2012.

MASI, Domenico de. *O Ócio Criativo*. Rio de Janeiro: Editora Sextante, 2000.

MAYNARD, W. Barksdale. "Thoreau's House at Walden." *The Art Bulletin*, v. 81, n. 2, p. 303-325, jun. 1999.

MCADAMS, Dan P. *The Stories We Live by: Personal Myths and the Making of the Self*. Nova York: William Morrow & Company, 1997. 336 p.

MCCORMICK, Patrick. "Warning: Simplicity May Complicate your Life." *U.S. Catholic*, p. 46-49, jul. 1997.

MCDONALD, Seonaidh et al. "Toward Sustainable Consumption: Researching Voluntary Simplifiers." *Psychology and Marketing*, v. 23, n. 6, p. 515-534, jun. 2006.

MENAND, Louis. *The Metaphysical Club: a Story of Ideas in America*. Nova York: Farrar, Straus & Giroux, 2001.

MEYERS, Robin R. *Ser Simples: o Segredo dos Prazeres Essenciais da Vida*. São Paulo: Editora Gente, 2003.

MILL, John Stuart. *Princípios de Economia Política*. Pánuco: Fondo de Cultura Economica, 1963.

MILLER, Cheryl. "Shopping for Me, But Not for Thee." *Reason*, v. 28, n. 4, p. 61, ago.-set. 2006.

MILLER, David Ian. "What's Left when the Money Is Gone?" *San Francisco Chronicle*, 23 fev. 2009.

MILLS, Stephanie. *Epicurean Simplicity*. Washington: Shearwater Books, 2002.

MONGEAU, Serge. *La Simplicité Volontaire, plus que Jamais...* Montreal: Les Éditions Écosocieté, 1998.

NASH, Roderick. "Henry David Thoreau, Philosopher." *Washington State University*, s/d. Disponível em: <http://public.wsu.edu/~hughesc/thoreau.htm>. Acesso em: 24 jun. 2014.

NEARING, Helen & Scott. *The Good Life: Helen & Scott Nearing's Sixty Years of Self-Sufficient Living*. Nova York: Schocken Books, 1989. 411 p.

NELSON, Dana D. "Thoreau, Manhood, and Race: Quiet Desperation versus Representative Isolation." In: CAIN, William E. (org.). *A Historical Guide to Henry David Thoreau*. Nova York: Oxford University Press, 2000.

NEULS, Gisele. "Viramos Workaholics?" *Página 22*, p. 41-43, fev. 2013.

NOGUEIRA-NETO, Paulo. *Uma Trajetória Ambientalista: Diário de Paulo Nogueira-Neto*. São Paulo: Empresa das Artes, 2010.

NOLD, Patrick. *Pope John XXII and his Franciscan Cardinal: Bertrand de la Tour and the Apostolic Poverty Controversy*. Oxford: Clarendon Press, 2004.

PÁDUA, José Augusto. "Herança Romântica e Ecologismo Contemporâneo: Existe um Vínculo Histórico?" *Varia Historia*, n. 33, p. 58-75, jan. 2005.

PHILIPPE-JOHNSON, Donna; KEVIN, L. "How We Went from $ 42,000 to $ 6,500 and Lived to Tell about It." *Countryside and Small Stock Journal*, v. 89, n. 6, p. 47-50, nov.-dez. 2005.

_____. "The EarthStar Project: 12 years and Still Making It!" Disponível em: <http://earthstar.newlibertyvillage.com/>. Acesso em: 24 jun. 2014.

REEVES, Richard. "The Triumph of the 'I'." *New Statesman*, 26 jul. 2004.

REYNOLDS, Thomas E. "Toward the Other: Christianity and Buddhism on Desire." *Journal of Ecumenical Studies*, v. 39, n. 3-4, p. 325-339, verão-outono 2002.

ROBBINS, John. *The New Good Life: Living Better than Ever in an Age of Less*. Nova York: Ballantine Books, 2010.

ROSA, Hartmut. "Social Acceleration: Ethical and Political Consequences of a Desynchronized High-Speed Society." *Constellations*, v. 10, n. 1, p. 3-52, 2003.

SACHS, Andrea. Business Books. *Time*, 14 dez. 2009.

SAFATLE, Amália. "Feliz Foi Adão, que Não Teve Sogra nem Caminhão." *Página 22*, p. 20-25, mar. 2011.

SANDAGE, Scott A. *Born losers: a History of Failure in America*. Cambridge: Harvard University Press, 2005. 362 p.

SANSON, Cesar. Trabalho e Subjetividade: da Sociedade Industrial à Sociedade Pós-industrial. *Cadernos IHU*, ano 8, n. 32, p. 1-63, 2010.

SARAIVA, F. R. dos Santos. *Novíssimo Dicionário Latino-Português*. 11. ed. Rio de Janeiro: Garnier, 2000. 1297 p.

SATTELMEYER, Robert. "Walden: Climbing the Canon." *Nineteenth-Century Prose*, v. 31, n. 2, p. 13-29, outono 2004.

SEGAL, Jerome. "Introduction to the Politics of Simplicity." In: SCHUT, Michael (org.). *Simpler Living, Compassionate Life: a Christian Perspective*. Nova York: Morehouse Publishing, 2008. 296 p.

SÊNECA. *Da Vida Feliz*. Lisboa: Relógio d'Água, 1994. 81 p.

SCHOR, Juliet B. *The Overworked American: the Unexpected Decline of Leisure*. Nova York: Basic Books, 1993. 240 p.

_____. *The Overspent American: Why We Want What We Don't Need*. Nova York: Harper, 1998. 253 p.

_____. "Jornadas de Trabalho Sustentáveis para Todos." In: THE WORLDWATCH INSTITUTE. *Estado do Mundo: Transformando Culturas, do Consumismo à Sustentabilidade*. São Paulo: Instituto Akatu, 2010.

SCHOUTEN, John W. "Selves in Transition: Symbolic Consumption in Personal Rites of Passage and Identity Reconstruction." *Journal of Consumer Research*, v. 17, p. 412-425, mar. 1991.

SCHUMACHER, E. F. *Small is Beautiful: Economics As if People Mattered*. Nova York: Harper Perennial, 1989. 324 p.

SHAMA, Avraham. "Coping with Staglation: Voluntary Simplicity." *Journal of Marketing*, v. 45, p. 120-134, verão 1981.

SHAW, Deirdre; NEWHOLM, Terry. "Voluntary Simplicity and the Ethics of Consumption." *Psychology & Marketing*, v. 18, n. 2, p. 167--185, fev. 2002.

SHI, David. "Early American Simplicity: the Quaker Ethic." In: DOHERTY, Daniel; ETZIONI, Amitai. *Voluntary Simplicity: Responding to Consumer Culture*. Maryland: Rowman & Littlefield Publishers, 2003. 210 p.

_____. "Epilogue from The Simple Life." In: SCHUT, Michael (org.). *Simpler Living, Compassionate Life: a Christian Perspective*. Nova York: Morehouse Publishing, 2008. 296 p.

SMITH, Richard. "Thoreau's First Year at Walden in Fact & Fiction." In: LENAT, Richard. *The Thoreau Reader*. Ames: Iowa State University, 2009. Disponível em: <http://thoreau.eserver.org>. Acesso em: 24 jun. 2014.

SOLOMON, Michael R.; BUCHANAN, Bruce. "A Role-Theoretic Approach to Product Symbolism: Mapping a Consumption Constellation." *Journal of Business Research*, v. 22, p. 95-109, 1991.

SOLOMON, Sheldon; GREENBERG, Jeff; PYSZCZYNSKI, Thomas A. "Lethal Consumption: Death-Denying Materialism." In: KASSER, Tim; KANNER, Allen D. (orgs.). *Psychology and Consumer Culture*. Washington: American Psychological Association, 2004. 297 p.

SOUZA, Jessé. "A Sociologia Dual de Roberto DaMatta: Descobrindo nossos Mistérios ou Sistematizando nossos Autoenganos?" *Revista Brasileira de Ciências Sociais*, v. 16, n. 45, p. 47--67, fev. 2001.

STARK, Myra. "Gone fishin', USA." *Brandweek*, v. 38, n. 21, p. 19--20, 26 maio 1997.

STEVENSON, Betsey; WOLFERS, Justin. "Subjective Well-Being and Income: Is There Any Evidence of Satiation?" *American Economic Review*, v. 103, n. 3, p. 598-604, 2013.

SULLIVAN, Oriel; GERSHUNY, Jonathan. "Inconspicuous Consumption." *Journal of Consumer Culture*, v. 4, n. 1, p. 79-100, 2004.

TERZI, Alex Mourão. *Discurso da Tolerância: uma Representação do Budismo na Mídia Brasileira* [Dissertação de Mestrado]. Minas Gerais: Universidade Federal de São João Del-Rei, Programa de Mestrado em Letras, 2006.

THE NEW YORK TIMES. "Pastor Wagner Tells us about the Simple Life." 11 nov. 1904.

THE ORGANISATION FOR ECONOMIC CO-OPERATION AND DEVELOPMENT. Compendium of OECD Well-Being Indicators. *OECD Better Life Initiative*, 2011.

THOMPSON, E.P. *The Making of the English Working Class*. Nova York: Vintage Books, 1963.

THOREAU, Henry David. *Walking*. Eletronic Classic Series: Pennsylvania State University, 1998. Publicado originalmente em 1862 em *The Atlantic Monthly*.

_____. "Life without Principle." *The Atlantic Monthly*, v. XII, n. LXXII, out. 1863.

THOREAU, Henry David. *Walden ou a Vida nos Bosques*. São Paulo: Editora Ground, 2007. 288 p.

TOEWS, Rockford E. "One Less Accountant." In: LENAT, Richard. *The Thoreau Reader*. Ames: Iowa State University, 2009. Disponível em: <http://thoreau.eserver.org>. Acesso em: 24 jun. 2014.

TWITCHELL, James B. *Lead us into Temptation: the Triumph of American Materialism*. Nova York: Columbia University Press, 1999. 310 p.

ULLMANN, Reinholdo Aloysio. *Epicuro, o Filósofo da Alegria*. Porto Alegre: EDIPUCRS, 2010. 128 p.

VANDENBROECK, Goldian (org.). *Less Is More: an Anthology of Ancient and Modern Voices Raised in Praise of Simplicity*. Rochester: Inner Traditions, 1996. 316 p.

VANDERBILT, Tom. "It's a Wonderful (Simplified) Life." *The Nation*, v. 262, n. 3, p. 20-22, 22 jan. 1996.

VICTOR, Peter A.; ROSENBLUTH, Gideon. "Managing without Growth." *Ecological Economics*, v. 61, p. 492-504, 2006.

VICTOR, Peter A. *Managing without Growth: Slower by Design, not Disaster*. Cheltenham: Edward Elgar Publishing Limited, 2008. 260 p.

WAGNER, Charles. *The Simple Life*. Nova York: Grosset & Dunlap, 1901. 110 p.

WARSHAW, Michael. "Keep It Simple." *Fast Company*, jun.-jul. 1998.

WEINER, Eric. *A Geografia da Felicidade*. Rio de Janeiro: Editora Agir, 2009. 324 p.

WHEATLEY, Margaret J.; KELLNER-ROGERS, Myron. *Um Caminho Mais Simples*. São Paulo: Editora Cultrix, 1998.

WHYBROW, Peter C. *American Mania: When More Is Not Enough*. Nova York: W. W. Norton & Company, 2005. 338 p.

WINTERS, Rebeca. "Did They Find a Simple Life? It's Complicated." *Time*, 08 abr. 2001.

WITTE, Laura de. *Crusade against Consumerism: Grassroots Religious Anti-Consumerism Movements in the US* [Dissertação de Mestrado]. Holanda: Utrecht University, American Studies Program, 2011.

WOOD JR., Harold W. "Pantheist Prophet: Henry David Thoreau." In: LENAT, Richard. *The Thoreau Reader*. Ames: Iowa State University, 2009. Disponível em: <http://thoreau.eserver.org>. Acesso em: 24 jun. 2014.

ZAVESTOSKI, S. "The Social-Psychological Bases of Anti-consumption Attitudes." *Psychology & Marketing*, v. 19, n. 2, p. 149-165, fev. 2002.

PRÓXIMOS LANÇAMENTOS

Para receber informações sobre os lançamentos da
Editora Cultrix, basta cadastrar-se
no site: www.editoracultrix.com.br

Para enviar seus comentários sobre este livro,
visite o site www.editoracultrix.com.br ou mande
um e-mail para atendimento@editoracultrix.com.br